KB260539

밥상을
다시 차리자

1

밥상을 다시 차리자 ①

• 김수현 (약사·식생활 전문가) 지음 •

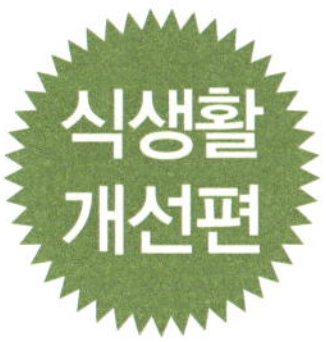

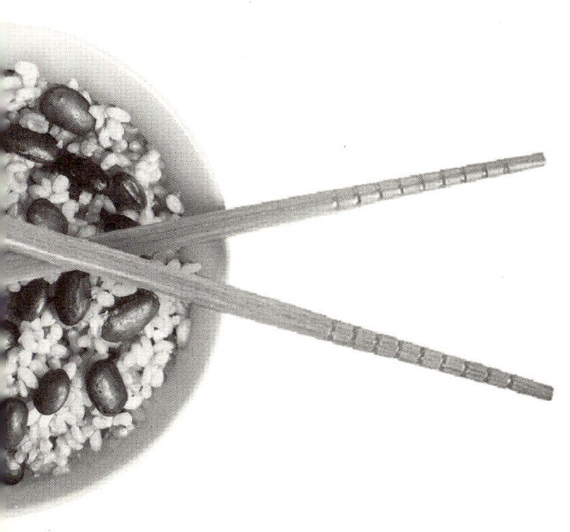

중앙생활사

보다 더 건강하고 행복한 삶에
한 걸음 다가서기 위해

《밥상을 다시 차리자》라는 책을 통해 식생활에 관심 있는 여러 독자들과 만나게 된 지도 벌써 십수 년이 흘렀다.

생각해보면《밥상을 다시 차리자》를 낼 수 있었던 것은 아주 작은 용기에서 비롯된 듯하다. 아무것도 모르던 평범한 한 약사가 식생활의 중요성에 눈뜨게 되면서 그것을 여러 사람들과 함께 나누고 싶은 작은 바람과 열정이 없었다면 이 책은 세상의 빛을 보지 못했을지도 모른다. 처음 내는 책이라 너무나 부족한 부분이 많았음에도 많은 독자들이 뜨거운 애정과 관심을 보이며 격려해줘 오히려 저자인 내가 더 많이 배울 수 있는 계기를 만들어주기도 했다.

첫 책을 출간한 이후 방송, 교육 및 강연, 저술활동 등을 하며 정신 없는 나날들을 보냈다. 바쁜 시간이기는 했지만 그 속에서 식생활과 건강에 대해 보다 깊이 있는 공부를 할 수 있었고, 생명과 치유에 대해서도 나름의 결론을 내릴 수 있었다.

몇 년 전 방영된 다큐멘터리 〈잘 먹고 잘 사는 법〉 이후 세상은 온통 자연식과 채식, 웰빙으로 들끓고 있는 듯하다. 그만큼 현대인들에게 건강과 음식에 대한 고민은 필수적인 것인지도 모른다. 많은 사람들이 관심을 갖는 만큼 확실히 식생활과 영양학에 대한 고민과 논의가 이전과는 달라진 모습도 보게 된다.

음식을 먹는다는 것은 사회적, 문화적, 때로는 정치적 선택과 판단이 되기도 한다. 또한 평생에 걸쳐 형성된 개인의 습관을 손바닥 뒤집듯 일순간에 바꾸는 일은 결코 쉬운 일이 아니다. 따라서 음식에 대해 생각할 때는 먼저 사람과 삶, 사회와 환경 전체에 대한 이해를 갖출 필요가 있다.

이러한 이해를 갖지 못한 상태에서 먹을거리에 대해 갖는 관심은 진정한 웰빙문화로 자리잡기보다는 보신주의에 편승한 소비문화로 정착될 소지가 많다. 현재 유행처럼 번지고 있는 유기농이나 요가와 같은 것도 인간과 세상의 삶을 통찰하는 가운데 나름대로의 의미가 되새겨지기보다는 상업적 기반 속에 소비문화로 자리잡고 있는 현실을 보게 된다.

물론 내 자식과 내 가족에게 가장 좋은 것, 안전한 것을 먹이고 싶은 엄마와 주부의 마음이 잘못된 것은 아니다. 하지만 부단한 개인의 노력만으로는 결코 이 시대를 사는 우리의 삶이 달라질 수 없다는 사실을 알아야 한다. 먹을거리는 그냥 하늘에서 뚝 떨어지는 것이 아니기 때문이다.

농부들의 땀방울과 정성어린 손길이 없다면 우리에게 일용할 양식이 되어주는 쌀 한 톨도 결코 만날 수 없다. 또한 자연이 온전하지 못하다면 안전한 먹을거리를 얻을 수 없다. 아무리 개인이 혼자의 힘으로 안전하고 좋은 것을 골라 먹고 잘 살려 해도, 우리를 둘러싼 사회와 자연환경이 건강성을 잃는다면 기본적으로 우리의 삶은 건강할 수 없다.

지혜로운 우리네 조상들은 그런 사실을 너무도 잘 알고 있었다. 그래서 불과 수십 년 전만 해도 어머니들은 부모의 마음과 뜻과 노력만으로는 아이들을 잘 키울 수 없다는 것을 알고 사람과 자연에 항상 감사하는 마음을 갖고 사셨다. 우리의 어머니들은 지렁이가 죽을까 봐 개수대에 뜨거운 물도 함부로 버리지 않으셨다.

하지만 산업화된 현대사회를 살면서 우리는 언제부턴가 이런 감사하는 마음을 잃어버리게 되었다. 끝없는 경쟁에 내몰리는 현대인들은 경쟁에서 살아남기 위해 주변을 돌아볼 새도 없이 오로지 앞만 보고 달려가고 있다. 주변과 더불어 조화롭게 사는 삶보다는 경쟁에서 승리해 최고가 되는 삶이 지상명제가 되어버린 것이다. 그리고 이런 삶의 방식은 이제 우리 아이들의 삶에까지도 이어지고 있다.

그래서 부모들은 아이들에게 최고의 먹을거리, 최고의 교육환경 등 무엇이든 최고를 제공하며 그 가운데 자신의 아이도 최고가 되기를 열망한다. 그러나 가만 돌아보면 이렇게 뭐든 최고로 대접받지만 치열한 경쟁사회 속에서 살아야 하는 우리 아이들의 삶이 결코 건강하거나 행복해 보이지만은 않는다.

오히려 지금 우리의 아이들은 아파하고 있다. 병들어 있는 것이다. 아이들에게 유기농만을 골라 먹인다고 해서 아이들이 건강해지거나 행복해지는 것은 아니다. 아이들에게 음식은 단순히 영양을 보충하는 의미만 갖는 것이 아니기 때문이다. 성장기 아이들이 접하는 음식은 이후 평생 우리가 먹고 살아갈 음식을 훈련하는 기회를 제공한다. 또한 음식을 통해 아이와 엄마가, 사람과 사람이, 사람과 자연이 교감할 수 있는 시간을 마련해준다. 때문에 아이들이 무엇을 먹고 커 가는가 하는 문제는 아주 중요한 문제이다.

　나는 이런 식생활의 중요성에 눈뜨게 되면서 일반약국을 정리하고 식생활상담약국을 하게 되었다. 그리고 식생활상담약국에서 일하면서 내가 알게 된 것을 함께 나누고 싶은 마음, 사람들이 조금이라도 먹을거리에 관심을 갖기를 바라는 마음에 책까지 쓰게 되었다.

　하지만 그때와 지금은 상황이 많이 달라졌다. 분명 먹을거리에 대한 사람들의 관심은 몇 년 전과 비교할 수 없을 정도로 높은 것이 사실이다. 그러나 방송과 신문 등을 통해 쏟아지는 무수한 정보에 오히려 사람들은 혼란스러워하고 있다. 무엇이 옳은지, 무엇을 먹어야 할지 헷갈리기만 한다. 그래서 또다시 선택은 개인의 몫이 되어버리고 말았다.

　음식을 먹는 것은 곧 자신의 생명을 돌보는 시간이라 할 수 있다. 우리는 음식을 통해 생명에 대한 이해의 폭을 넓히며 그간 몰랐던 것들을 배워나갈 수 있다.

　한 숟가락의 밥이 내 몸 안에 들어오면 그 밥은 더 이상 밥이 아니라 곧 내가 된다. 때문에 밥은 생명이다. 생명을 통해 우리의 생명은 유지된다. 밥상머리에서 우리는 이러한 생명에 눈떠야 한다. 그리고 이는 곧 나를 비롯한 모든 생명을 소중히 하겠다는 의식으로 발전해가야 한다. 모든 생명은 결코 홀로 설 수 없다. 다른 생명과 더불어 있기에 자신의 생명도 유지할 수 있는 것이다.

하나의 음식을 대할 때 그 음식의 어떤 성분이 우리 몸에 좋을 것인지 분석하는 것은 어찌 보면 음식에 대한 무례함일 수도 있다. 어떤 특정한 성분만이 그 음식의 생명을 이루는 것이 아니기 때문이다.

또한 음식은 먹는다고 해서 모두 우리 몸에 흡수되지 않는다. 신체기능이 떨어져 있거나 자율신경 조절과 호르몬 분비가 제대로 이루어지지 않으면 아무리 좋은 음식을 먹어도 몸에 좋은 영향을 끼칠 수 없다. 그래서 몸과 마음이 건강할 때 비로소 음식을 통해 더 많은 영양을 섭취할 수 있는 것이다. 때문에 건강하고 행복한 삶을 영위하기 위해서는 생명의 근원이 되는 밥과 우리의 몸과 마음에 대해 더욱 깊이 이해할 필요가 있다.

식생활에 관심을 갖는 사람들에게 시대의 변화에 따른 올바른 정보를 제공하기 위해《밥상을 다시 차리자》를 새롭게 내게 되었다. 이 작은 책이 식생활과 생명에 관해 관심을 가진 많은 사람들에게 올바른 지식을 알려주는 길잡이 역할을 할 수 있었으면 좋겠다. 또한 이 책을 접하는 독자들이 보다 더 건강하고 행복한 삶에 한 걸음 다가설 수 있기를 진심으로 바란다.

강물을 거스르는 연어의 마음으로

식탁 앞에서……

생각 없이 먹는다.

뭘 먹고 있는지는 중요하지 않다.

오로지 허기짐만을 면하고 싶을 뿐이다.

입에서 느껴오는 맛만이 중요하다.

맛있는 음식은 황홀하다.

그래서 부드럽고 달콤함을 찾아가는 미식의 여행은 계속된다.

언제부턴가 뷔페를 좋아하게 되었다.

떡볶이 1인분, 어묵 1인분, 만두 1인분, 쫄면 1인분……

이것저것 시켜놓고 나누어 먹는다.

샐러드와 김밥, 빵과 죽, 한식과 양식……

초대받아간 잔치에선 뷔페로 대접한다.

우리는 다양하게 준비된 음식에 감동하고 만족한다.

우리의 입은 황홀함에 빠진다.

우리의 위는 짬뽕이 된 음식을 소화하느라 중노동에 시달리든 말든

내 입만 즐거우면 그만이다.

내가 먹는 음식에 MSG가 들어 있든, 발색제가 들어 있든

끝내주는 국물이면 그만이다.

빛고운 색깔이기만 하면 그만이다.

텔레비전에서 그 영양을 자랑스레 광고한 무수한 인스턴트 가공

식품들은

최고의 식품으로 우리의 밥상에 오른다.

그래서 콘플레이크는 밥 안 먹는 아이에게 최고의 아침식사가 되고,

불갈비햄이나 지져줘야 저녁에 겨우 밥을 먹는다.

언론과 광고는 소비자의 알 권리를 짓밟으며

사랑하는 내 가족을 위해 준비하는 밥상을 우롱한다.

보통 음식은 따지지 않고 주는 대로 잘 먹는 것을 복스럽다고 여긴다. 그래서 주변에서 먹을 것에 대해 일일이 영양과 건강을 따지는 사람들을 보면 '정말 밥맛이야!'라고 생각하는 경우가 있다. 그렇게 이것저것 따지지 않고도 지금껏 잘 살아왔다고 여기기 때문이다. 또한 하나하나 따지는 것이 오히려 스트레스로 작용해 몸에 더 좋지 않을 것이라고 여기기도 한다.

영양과 식생활에 대한 올바른 이해가 없는 한 이처럼 '음식에 대해 일일이 따지지 말자'는 생각은 앞으로도 사라지지 않을 듯하다. 더구나 갈수록 스트레스가 늘어나는 사회에서 사람들은 음식에서 위안을 얻으려 하기 때문에 음식이 스트레스의 대상으로 다가오는 것을 달가워하지 않는다.

때문에 "밥상을 다시 차리자!"라고 소리높여 말하기 위해서는 당분간 좀스러운 인간으로 낙인찍히는 것쯤은 각오해야 될 듯하다.

사람들은 누구나 자신의 기준으로 세상을 보고 판단한다. 그러나 우물 안에 있는 개구리가 볼 수 있는 하늘은 딱 우물만큼의 크기이다. 마찬가지이다. 자신의 기준 안에 언제까지고 갇혀 있어서는 새로운 것과 진실을 알 수 없게 된다. 더 큰 세상을 보기 위해서는 개구리가 우물을 벗어나야 하듯, 우리도 진실에 접근하기 위해서는 자신만의 기준에서 벗어날 필요가 있다.

연어는 알을 낳을 때가 되면 강물을 거슬러 올라 고향으로 돌아간다. 어쩌면 지금 우리에게 필요한 것은 이런 연어의 몸부림일지도 모른다. 그러나 우리가 거슬러 올라야 할 강물은 지금 너무도 혼탁하기만 하다. 먹을거리에 대한 무수한 상업광고와 넘쳐나는 정보가 강물을 흙탕물로 만들어버렸다. 하지만 흙탕물은 가만 놔두면 흙이 가라앉아 물 속을 볼 수 있게 된다. 우리에게도 흙탕물에서 흙을 가라앉힐 시간이 필요하다. 그래야만 진정으로 가야 할 길이 보이게 된다.

갈수록 아토피인 아이들이 늘어나고 있다. 감기를 달고 사는 허약체질, 집중력 저하, 신경질적인 아이들도 늘고 있다. 성인에게서만 나타나는 것으로 여겨져 성인병으로 불렸던 당뇨, 고혈압마저도 아이들에게서 늘어나고 있다. 그렇다고 어른들이 건강한 것도 아니다. 어른들에게서도 만성질환의 발병률은 점점 높아져만 가고 있다.

이 모든 것이 우리가 평소 어떤 것을 먹고 있는가와 무관하지 않다. 처음엔 이런 사실을 쉽게 받아들일 수 없을지도 모른다. 그것은 지금까지 자신이 전혀 문제없다고 여기며 선택한 삶의 방식을 부정해야 하는 것이기 때문이다.

하지만 식생활에 관한 문제는 조금만 마음을 열고 바라보면 그리 어렵지 않게 받아들일 수 있는 부분이다. 사람은 음식을 먹음으로써 자신의 몸을 만들고, 생각을 하고, 하루하루 생활해나간다. 몸을 만드는 일, 머리를 쓰는 일, 에너지를 만들어 활동하는 일 모두가 음식물이라는 영양물질의 화학적인 변화에서 비롯된다. 때문에 무엇을 먹었는가에 따라 몸이 달라지고, 생각이 달라지고, 생활이 달라지게 된다.

올바르고 건강한 식생활에 대해 고민하는 것, 그리고 그것을 실천하는 것은 삶에서 가장 먼저 해결해야 할 중요과제라 할 수 있다. 그런데 우리는 이것을 지금껏 너무 소홀히 여겨왔다. 음식이 갖는 의미와 가치를 등한시한 것이다. 오로지 먹고사는 문제를 해결하는 데만 급급해서 음식 자체의 의미나 가치까지 돌아볼 여력이 없었던 것이다.

하지만 먹을거리에 대한 올바른 이해를 갖는 것은 결코 경제적인 문제를 해결한 뒤에 풀어야 할 차선의 과제가 아니다. 또한 잘 사는 사람들만이 관심을 가질 수 있는 사치스러운 문제도 아니다. 올바른 식생활이야말로 우리의 삶을 변화시킨다. 또한 모두가 추구하는 최적의 건강상태의 출발선은 바로 식생활이라 할 수 있다. 그렇다면 식생활에 대한 고민이 무엇보다 우선시되어야 하는 것은 너무도 당연한 이야기이다.

식생활을 바꾸는 것은 개인이 혼자 알아서 풀어야 할 문제만은 아니다. 사회 구성원들의 삶의 질을 향상시키는 문제인 만큼 사회 전체가 함께 풀어가야 할 문제이다. 사회 전체에 바른 식생활이 정착되면 질병 감소로 사회가 부담해야 할 의료비가 줄어드는 등 구성원들의 건강과 관련해 사회가 부담해야 할 비용이 감소하게 된다. 그렇게 되면 그 비용은 보다 생산적인 곳에 쓰일 수 있을 것이다. 또한 바른 식생활은 멀리 보면 자연환경을 보호하는 역할까지도 한다. 바른 식생활이야말로 사람과 자연이 함께 어우러져 공존할 수 있는 길을 모색하는 초석이라 할 수 있다. 그렇기 때문에 더욱 바른 식생활을 위해 사회가 나서야만 한다.

지금껏 약국에서, 혹은 홈페이지에서 사람들과 나눴던 이야기를 정리해 한 권의 책으로 묶어내는 것은 이런 문제의식을 보다 많은 사람들과 함께 나누고자 함이다.

앞으로 이 책에서 접하게 될 이야기들이 조금은 낯설게 다가올 수도 있다. 하지만 조금만 깊은 눈으로 바라보면 그동안 자의든 타의든 우리가 눈가리고 살아왔던 부분이 있었음을 알게 될 것이다. 모쪼록 지혜로운 독자 여러분들이 그 부분을 반드시 알아줬으면 하는 바람이다. 그래서 올바른 식생활을 시작하는 첫 걸음에 이 책이 조금이라도 도움이 된다면 더할 나위 없는 기쁨이 될 것이다.

한편으로는 넘쳐나는 책들 속에서 나 또한 출판공해에 한 몫 하는 것은 아닌가 하는 걱정도 있지만, 한 약사의 미약한 몸부림에 격려와 칭찬을 아끼지 않았던 네티즌 여러분의 성원에 힘입어 마침내 책을 내기에 이르렀다. 이 책을 통해 삶의 변화를 위한 작은 외침들이 모여 큰 함성을 만들어갔으면 하는 바람이다. 자, 이제 시작이다!

4장 잘못된 식생활로 신음하는 아이들

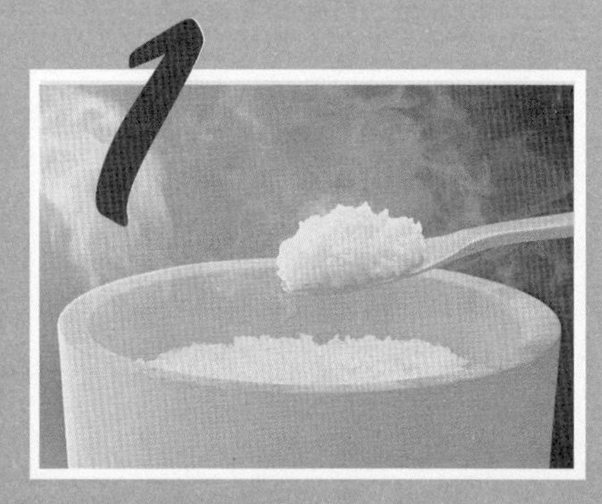

지금, 우리의 밥상이
흔들리고 있다

예로부터 우리에게 주식은 밥이었다. 주식을 어떻게 먹느냐는 아주 중요한 문제다. 도정으로 영양이 담긴 쌀눈이 떨어지고 섬유질이 제거된 쌀로 지은 밥은 우리에게 건강상의 문제를 일으킬 수밖에 없다. 갈수록 만성질환과 원인 모를 질병들이 증가하고 있는 현실 앞에서 이제 잘못되었다고 느끼지 못했던 그간의 잘못된 식생활을 진지하게 돌아봐야 한다.

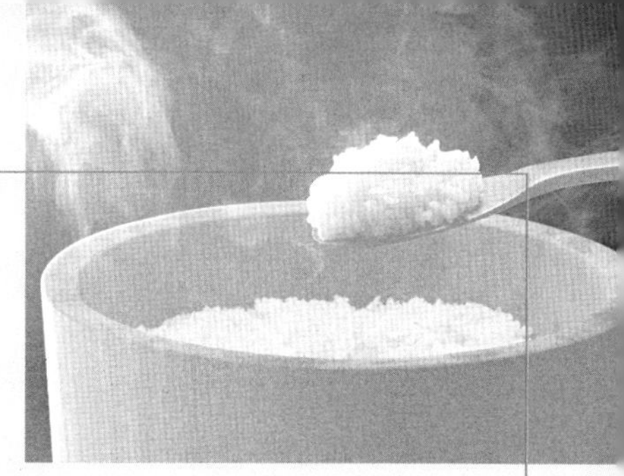

밥이 가장 중요하다

70년대 교실 하면 자연스레 떠올리게 되는 풍경 중 하나가 바로 '도시락 검사'이다. 당시는 국가적으로 혼식을 권장했던 시절이라 선생님들은 학생들이 혼식을 제대로 하고 있는지 도시락을 검사하곤 했다. 그래서 보리나 콩 등 잡곡이 섞이지 않은 순쌀밥 도시락을 싸온 아이들은 친구들의 도시락에서 콩, 보리 등을 빌려 하얀 쌀밥 위에 심어놓기 일쑤였다.

그도 그럴 것이 혼식 도시락을 싸오지 않으면 선생님께 야단맞는 것은 물론이고 때로는 교실 청소나 화장실 청소까지도 해야만 했으니 도시락을 검사하는 시간은 언제나 긴장되는 순간이었다.

이런 모습은 대부분의 학교에서 급식이 일반화된 요즘에는 상상도 못할 일이다. 요즘 아이들에게 이런 이야기를 들려주면 호랑이 담배 피던 시절의 일이라고 생각할지도 모른다. 하지만 이런 도시락을 둘러싼 풍경은 부족한 식량문제를 해결해야 했던 70년대에는 너무도 익숙한 풍경이었다.

그런데 당시도 혼식 검사 때문에 도시락은 혼식을 쌌지만 집에서는 흰쌀밥을 먹는 경우가 많았다. 70년대보다 좀더 먼 옛날에는 이밥이라 했던 흰쌀밥과 고깃국은 부자양반이 아니면 구경도 못할 음식이었다. 그러던 것이 경제가 발전하면서 흰쌀밥과 고깃국을 먹을 수 있는 사람들의 수가 늘어나게 된 것이다.

그리고 어느 샌가 흰쌀밥과 고깃국은 부의 상징처럼 여겨지게 되었다. 그래서 갑자기 손에 거머쥐게 된 부를 자랑하기라도 하듯 기름기가 좔좔 흐르는 흰쌀밥과 고깃국, 설탕 등을 더 많이 소비하게 되어버렸다. 그렇게 하는 것이 지긋지긋한 지난날의 가난에서 벗어난 기쁨을 누릴 수 있는 길이기도 했기 때문이다. 자식에게만은 가난을 물려주고 싶지 않았던 우리네 부모님들은 오로지 부와 여유의 상징이었던 흰쌀밥과 고깃국을 먹이는 것이야말로 가장 좋은 것이라고 철썩같이 믿고 있었다.

그런 부모들의 한풀이 비슷한 식생활 문화 속에서 성장한 세대가 바로 지금의 30대이다. 이들은 부모가 준 흰쌀밥과 고깃국에 뭔가 문제가 있으리라고는 조금도 생각해본 적이 없다. 오히려 흰쌀밥과 고깃국을 먹고 자란 것이 잘 먹고 잘 자란 것이라 여기고 있다.

그래서 30대들은 어른이 된 지금도 역시 자신들이 먹어왔고 현재도 먹고 있는 음식에 문제가 있을 것이라고 생각하지 않는다. 하지만 30대와 50대의 건강상태를 비교해보면 오히려 30대에서 많은 문제가 발생하고 있음을 알게 된다.

전후세대인 50대는 전쟁 후의 궁핍한 환경에서 어린 시절에 충분한 영양섭취를 할 수 없었다. 하지만 그런 환경 속에서도 오히려 성장은 야무지게 할 수 있었다. 우리의 몸은 필요한 칼로리가 부족하면 섭취한 영양을 최대한 소화해서 흡수하는 방식을 터득하게 된다. 몸이 생존 모드로 돌아가는 것이다. 이것이 전후 세대들이 보여주는 체력의 기반이다. 또한 요즘처럼 가만히 앉아서 하는 일보다는 몸으로 하는 일이 더 많았기에 그런 야외활동은 몸을 충분히 운동하게 하는 역할을 했다. 그리고 이것은 인체 내의 에너지 생산공장인 미토콘드리아의 수를 늘려 기초체력을 튼튼하게 하는 효과를 가져온다. 그러나 지금의 30대는 과잉섭취한 영양과 부족한 활동량으로 인해 오히려 여러 질병의 징후를 나타내고 있다.

이처럼 과거를 돌아보면 한때는 정부가 나서서 쌀밥만 먹지 말고 잡곡을 섞어먹으라며 혼식을 적극 권장했을 뿐만 아니라 혼식장려를 위해 밀가루를 먹어야 키가 큰다고 선전한 적도 있다. 하지만 이것은 부족한 식량문제를 해결하기 위함이었지 결코 국민들의 건강을 진심으로 고려한 정책이었다고는 할 수 없다.

옛 추억과 관련해 떠오르는 또 한 가지가 있다. 가정시간에 여학생들은 쌀을 박박 문질러 씻으면 영양이 담겨 있는 쌀눈이 떨어지기 때문에 쌀눈이 떨어지지 않도록 조심해 씻어야 한다고 배운다. 또 쌀뜨물로 된장국을 끓여먹는 것이 좋다고 배운 기억도 있다. 그러나 쌀에서 씨눈을 찾아보기도 힘들게 되어버린 요즘, 그 시절의 그런 배움이 우리네 생활 속에서 잘 실현되고 있는 것으로 보이지는 않는다.

도정을 덜 해서 씨눈을 살리는 것이 더 영양가 있는 쌀을 얻는 것이라는 교과서 내용과는 달리 정부는 쌀의 도정률이 높아지는 것을 그냥 시장에만 맡겨두고 있는 상황이다. 그래서 우리는 도정하지 않은 현미를 더 많은 돈을 지불하고 사 먹게 된다.

현미잡곡밥을 이제 더 이상 환자들의 식사로만 생각해서는 안 될 일이다. 쌀은 현재 전세계적으로 알레르기를 일으키지 않는 가장 안전한 곡식으로 평가되고 있다.

한편 쌀눈을 먹지 않으면 각기병에 걸린다고 배운 기억도 있다. 각기병은 심장이 두근거리고 소화가 안 되며 몸에 힘이 쪽 빠지고 다리가 붓는 병이다. 때문에 되도록 도정하지 않은 곡식을 먹어야 이런 병에 걸리지 않는다고 배웠다.

그런데 이런 배움들을 어느새 잊어버린 것인지, 우리는 지금 아무렇지도 않게 쌀눈이 없는 도정한 쌀을 먹고 있다. 그런 쌀밥을 오래도록 먹어온 우리 몸에는 어쩌면 이미 각기병이 잠재

하고 있을지도 모를 일이다. 그런데도 현재 자신이 먹고 있는 음식에 문제가 있을 거라고는 추호도 의심하지 않는다.

단순히 내가 먹을 것은 내가 선택한다는 생각은 위험하다. 식생활에는 많은 사회적인 요인, 환경적인 요인이 작용하고 있기 때문에 결코 식생활만 따로 떼어놓고 생각할 수는 없다. 따라서 겉보기엔 한 개인의 주관적이고 자의적인 판단에 의한 식생활처럼 보인다 해도 이미 거기에는 수많은 사회적, 정치적, 환경적인 요인이 내포되어 있다고 할 수 있다.

식품가공 기술은 나날이 발전하고 있다. 또한 식품제조회사들은 갈수록 공격적인 마케팅을 펼치고 있다. 그 속에서 잘못된 지식과 정보가 전달되며 확대재생산되고 있는 것이다.

현미잡곡밥을 이제 더 이상 환자들의 식사로만 생각해서는 안 될 일이다. 쌀은 현재 전세계적으로 알레르기를 일으키지 않는 가장 안전한 곡식으로 평가되고 있다. 그래서 빵을 주식으로 하던 서양인들도 밥을 먹기 시작하고 있다.

예로부터 우리에게 주식은 밥이었다. 주식을 어떻게 먹느냐는 아주 중요한 문제다. 도정으로 영양이 담긴 쌀눈이 떨어지고 섬유질이 제거된 쌀로 지은 밥은 우리에게 건강상의 문제를 일으킬 수밖에 없다. 갈수록 만성질환과 원인 모를 질병들이 증가하고 있는 현실 앞에서 이제 잘못되었다고 느끼지 못했던 그간의 잘못된 식생활을 진지하게 돌아봐야 한다. 평생 씨눈이 붙어 있는 통곡식과 섬유질을 섭취한 사람과 그런 음식을 한 번도 먹어보지 못한 사람의 건강상태는 절대 같지 않다는 사실을 기억하자.

또 한가지 중요한 것은 에너지원에 대한 생각이다. 밥과 고기를 동등한 에너지의 원천이라 여겨서는 안 된다. 탄수화물은 1g 당 4cal의 열량을 낸다. 단백질도 같은 열량을 낸다. 지방은 1g 당 9cal의 열량을 낸다. 하지만 이런 수치만 가지고 이것들을 동등한 에너지원으로 취급할 수는 없다. 밥 먹고 힘내는 것과 고기 먹고 힘내는 것, 튀긴 음식을 먹고 힘내는 것이 같지 않다는 이야기이다.

단백질이나 지방을 에너지원으로 삼게 되면 우리 몸에는 많은 노폐물이 쌓이게 된다. 하지만 탄수화물 식품은 그런 노폐물을 만들어내지 않는다. 때문에 탄수화물을 에너지의 기본 원천으로 삼는 것이 신체에 유리한 방식으로 에너지를 만들어낼 수 있는 좋은 방법이다. 결국 밥은 우리에게 가장 중요한 에너지 원천이다. 단백질과 지방은 비상시에 사용하는 이차적 에너지원이라고 여기는 것이 좋다.

이와 같은 식생활의 잘못을 바로잡으면 우선 몸이 건강해진다. 또한 마음도 건강해져서 보다 나은 삶을 살 수 있게 된다. 이제껏 몰랐기 때문에 실천하지 못했던 바른 식생활은 몸에 좋은 밥을 먹는 것에서부터 시작해야 한다.

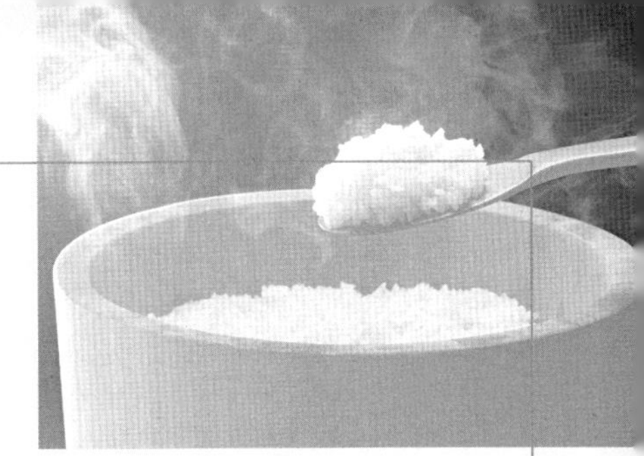

썩지 않는 밀가루가 이상하다

옛날에는 쌀을 오래 놔두면 바구미라는 쌀벌레가 생겼다. 또 밀가루를 사다놓고 좀 지나면 봉지 안에서 날파리가 날아오르기도 했다. 그런데 어쩐 일인지 요즘 밀가루에서는 아무리 시간이 지나도 날파리의 모습을 발견할 수 없다.

모든 생명체는 자신이 성장하고 번식할 수 있는 곳, 영양과 환경이 충분히 갖추어진 곳에서 살아가게 되어 있다. 날파리가 밀가루 속에서 날아오를 수 있었던 것은 그만큼 그 당시의 밀가루에 생명을 유지할 수 있는 영양성분이 있었기 때문이다. 그렇다면 날파리가 날아오르지 않는 밀가루란 날파리의 생명을 유지할 만큼의 영양성분이 없다는 이야기가 된다. 그런 밀가루가 과연 우리 몸에 유익할지 한번 생각해볼 일이다.

사람은 이 땅의 모든 생명체들과 더불어 살아간다. 살아 있는 동안은 식물과 동물이 제공하는 갖가지 유기물들을 먹으며 살고, 죽어서 땅 속에 묻히면 한 줌의 흙으로 돌아간다. 이때 우리의 몸이 흙으로 돌아가는 과정에는 세균과 박테리아가 작용한다. 또한 땅에 뿌리를 내린 모든 식물체가 땅 속의 무기물을 흡수해서 유기물을 만들어내는 과정 역시 미생물의 도움으로 일어난다.

살아 있는 동안은 자연이 제공하는 유기물을 섭취하고, 죽어서는 미생물의 힘에 의해 자연으로 돌아가는 순환구조 속에 우리 인간은 존재한다. 그런데 과학과 문명이 발전하면서 이 순환의 고리를 담당하는 미생물을 위생과 청결이라는 관점에서만 바라보게 되었다. 그래서 각종 항생제와 각종 살균제, 방부제, 농약 등을 이용해 미생물을 모두 없애버리려 하게 되었다. 자연의 순환구조를 담당하는 미생물과 공존하려는 여지를 남기지 않으려 한 것이다.

프리초프 카프라 Fritjof Capra 는 《생명의 그물 *The Web of Life*》에서 모든 물질과 정신, 몸과 마음을 통합하는 새로운 사고의 패러다임을 주장한다. 인간의 질병은 육체와 정신, 그리고 그가 몸담고 있는 사회 환경과 자연환경의 상호작용 속에서 새롭게 평가되어야 하며, 생태계 전체의

상품가치를 더 높이기 위해 표백을 하고, 오래 보존할 수 있도록 하기 위해 방부처리를 한다. 이런 과정에서 원래 밀이 가진 대부분의 영양소는 모두 파괴되어버리고 만다.

건강을 생각하지 않고는 어떤 질병의 치유도 있을 수 없고, 건강도 보장할 수 없다는 것이다.

이처럼 이 땅의 생태계를 이루는 하나의 생명체에 불과한 사람이 다른 모든 생명체들과 함께 공존하며 살아가야 하는 것은 너무도 당연한 진리이다. 개발과 성장에 떠밀려 그동안 잊고 지냈던 이 진리에 새롭게 눈돌리는 생태학적 세계관이 점점 확산되어가고 있다.

앞서 이야기한 밀가루 이야기로 다시 돌아가보자. 우리가 요즘 먹는 밀가루는 통곡식인 밀의 껍질을 벗겨서 부드러운 전분질 식품으로 만든 것이다. 거기에 상품가치를 더 높이기 위해 표백을 하고, 오래 보존할 수 있도록 하기 위해 방부처리를 한다. 이런 과정에서 원래 밀이 가진 대부분의 영양소는 모두 파괴되어버리고 만다. 수입밀가루의 경우는 상태가 더욱 심각하다. 부침가루나 튀김가루 같은 것은 맛을 내기 위해 밀가루에 각종 식품첨가물들을 첨가한 것에 지나지 않는다.

현재 우리의 밥상 위에 오르고 있는 밀가루의 실체는 섬유질도 없고, 영양소도 모두 잃어버린 것이다. 또한 이런 밀가루가 각종 과자와 빵, 라면 등 가공식품의 원료로 쓰이고 있다. 따라서 흰 밀가루로 만든 음식을 우리의 주식으로 삼아서는 안 된다.

섬유질이 제거되고 영양소가 파괴된 밀가루의 글루텐 단백질은 장 점막의 손상을 가져오고, 각종 알레르기를 유발하는 요인으로 작용한다. 또한 밀가루 자체뿐만 아니라 밀가루로 빵을 만드는 과정에서 방부제, 표백제, 개량제, 유화제 등 각종 식품첨가물을 사용하게 된다. 이런 식품첨가물의 사용은 날로 늘어나고 있다. 다시 말해 빵과 과자, 라면 등 밀가루로 만든 가공식품들은 각종 화학첨가물들의 결집체라고 해도 좋을 정도이다.

수입밀가루로 빵을 만든 경우는 더 심각하다. 빵을 만들려면 밀가루에 설탕, 소금, 버터를 넣어야 한다. 갈수록 거칠고 딱딱한 빵보다는 부드러운 빵을 선호하기 때문에 빵을 더욱 부드럽게 하기 위한 첨가물이 더 많이 동원된다.

또한 빵에서 설탕의 함량은 15~30%에 육박한다. 그리고 설탕의 맛을 더욱 강하게 하기 위해 반드시 소금을 넣게 되는데, 빵의 나트륨 함량은 밀가루에 비해 60배 이상이나 높다. 이처럼 미네랄의 균형을 깨뜨리고, 섬유질이 제거된 상태에서 설탕과 화학첨가물만이 다량 함유된 빵을 주식으로 삼는다면 앞으로의 건강을 장담할 수 없을 것이다.

이런 이야기를 들으면 빵을 주식으로 먹는 사람들은 여태 어떻게 살았느냐고 반문하고 싶은 이도 있을지 모르겠다. 하지만 빵을 주식으로 하는 나라의 빵은 우리가 먹는 빵과 완전히 다르다. 그들이 먹는 빵은 우리가 평소 먹는 빵처럼 달지도 부드럽지도 않다. 오히려 거칠고 딱딱하며 색깔은 거무스름하다.

또한 우리가 집에서 밥을 지어먹듯이 빵을 집에서 직접 구워먹었다. 물론 그들도 시대의 변화로 집에서 빵을 직접 구워먹는 경우는 점점 찾아보기 힘들게 되어가고 있는 상황이긴 하다.

덧붙여 말하자면 밥이 주식인 우리나라에서는 밀은 여름 한철 뜨거운 밀장국과 같은 계절음식 정도로만 즐겼다는 사실을 기억할 필요가 있다.

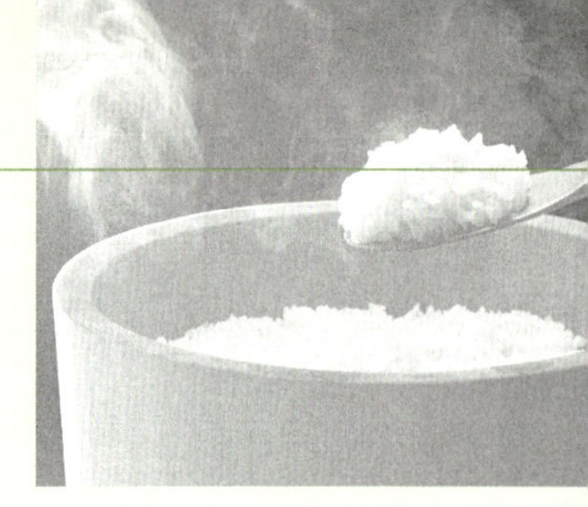

우리를 유혹하는 갓 만들어낸 음식

갓 구워낸 빵은 입에서 살살 녹는다. 거기에 생크림이나 버터라도 바르게 되면 부드러운 유혹은 극치에 이른다. 그래서 그런 부드러움으로 고객을 유혹하기 위해 요즘은 빵 나오는 시간을 알려주는 타임 서비스를 하는 빵집이 많다.

밥도 막 지은 밥이 맛있듯 갓 구운 빵도 아주 맛있다. 밥이나 빵뿐이 아니다. 갓 조리해서 나온 음식은 모두 맛있게 마련이다.

갓 조리한 음식에서 우리가 기대하는 것은 단지 맛만이 아니다. 갓 조리했다고 하면 당연히 신선할 것이라 여긴다. 뿐만 아니라 영양까지도 살아 있다고 느끼게 된다. 갓 조리했다는 말은 그만큼 우리에게 생생하게 다가온다. 하지만 이처럼 갓 조리했다는 말이 갖는 맛, 신선함, 영양의 이미지는 모두 상업적 전략에서 비롯된 것이다.

갓 조리한 음식에서 우리가 갖게 되는 이미지를 실제로 기대할 수는 없다. '갓 조리한 음식=신선함과 풍부한 영양'이 아니라는 말이다.

갓 구워냈다는 빵은 지금 막 구워낸 것일지는 모르지만 거기에 사용된 재료까지 막 만들어진 것은 아니다. 빵의 주재료가 되는 밀가루는 언제 태평양을 건너왔는지도 모르는 수입밀가루가 대부분이다. 그런 밀가루에 또한 몇 달이 지났을지, 1년도 훨씬 넘었을지 알 수 없는 설탕, 소금, 버터, 기름, 각종 첨가물 등이 들어간다. 그런데 이런 재료들로 만들어졌어도 갓 구워내기만 하면 어느새 신선한 빵으로 둔갑해버리는 것이 우리의 서글픈 현실이다.

신선하다는 것은 땅 속에서 캐낸 지 얼마나 되었는지, 나무나 줄기에서 딴 지 얼마나 되었는지, 바다에서 언제 잡은 생선인지, 낳은 지 얼마나 된 달걀인지, 도축한 지 얼마나 된 고기인지 등과 같은 의미이다.

우리는 이처럼 갓 채취한, 진정으로 신선한 음식을 평소에 얼마나 먹고 있을까? 지금이야말로 인위적으로 만들어진 허상의 신선한 음식이 아닌, 진짜 신선한 음식을 먹기 위한 고민과 노력이 더욱 많이 필요한 시점이다.

자연에서 막 돋아난 새순, 바다에서 바로 건져 올린 해조류와 생선 같은 것에는 영양이 넘친다. 자연에서는 싹이 트고, 생명이 잉태되는 시점의 영양이 가장 크다는 사실을 기억하자. 그리고 오로지 말초적인 감각만을 자극하는 달콤함, 부드러움, 허상의 신선함에 현혹당하지 않도록 하자. 그런 부드러움이나 달콤함이 결코 우리 몸에 이로울 수는 없기 때문이다.

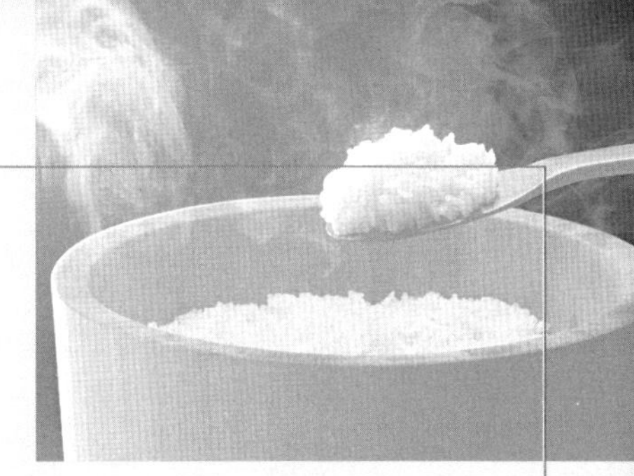

배추밭에 나뒹구는 푸른 배춧잎

한 겨울의 김장김치는 김치 중의 김치, 가히 김치의 지존이라 할 만하다. 제대로 속이 꽉 찬 가을 배추의 맛은 일단 다르다. 거기에 젓갈과 각종 속을 넣으면 겨울 한철 반찬 걱정은 하지 않아도 된다.

그런데 언제부턴가 이런 김치를 만드는 배추가 갈수록 노래지고 있다. 연둣빛의 속잎도 거의 찾아보기 힘들고, 겉의 푸른 잎은 아예 없을 정도이다. 노래지다 못해 이제 배추는 아예 하얘지고 있는 것이다. 예전에 먹던 김치에서는 하얀색보다는 푸른색이 많았는데, 어째서 요즘 김치는 하얘져버린 걸까?

일단 부드러운 것을 좋아하고 질기고 억센 것을 싫어하는 현대인의 입맛에서 그 원인을 찾을 수 있다. 또한 섬유질은 영양의 흡수를 방해한다는 잘못된 생각에서 푸른색의 배춧잎들을 모조리 잘라버리곤 한다. 그래서 푸른 배춧잎은 더 이상 우리의 밥상에 오르지 못하고, 배추밭에 나뒹구는 신세가 되어버린 것이다.

또 인위적으로 푸른 잎을 만들지 않기 위해 배추를 묶어서 엽록소의 광합성 작용을 차단하기도 한다. 그러면 현대인의 입맛에 맞는 부드럽고 노란 속잎이 만들어진다.

모든 식물에 있는 엽록소라는 색소는 태양에너지를 화학에너지로 바꾸는 역할을 한다. 엽록소를 통해 채소는 푸른빛을 띠게 된다. 그런데 이런 엽록소의 합성이 저하되면 식물의 전분질과 섬유질의 합성도 더디게 일어난다. 때문에 푸른 잎 채소가 햇빛을 받지 못하면 섬유질 합성이 덜 되어 연해질 수밖에 없다. 그리고 섬유질뿐 아니라 비타민의 합성도 저하되게 된다.

이제 부드러움의 유혹이 빵과 같은 밀가루 음식을 넘어 채소에까지도 손을 뻗치고 있는 상황인 것이다. 그렇게 햇빛 한 번 제대로 받지 못하고 비닐하우스에서 자라난 채소, 인위적으로 묶여서 광합성이 덜 되어 노랗게 된 채소를 먹으며 우리는 노지에서 자란 질기고 억센 푸른 배춧잎보다 더 맛있다고 느끼게끔 되어버렸다.

이삼십 년 전, 아니 더 먼 옛날에도 우리는 배추를 먹었지만 예전에 먹던 배추와 우리가 지금 먹는 배추는 똑같지 않다. 대량생산을 위해 농약을 사용하며 길러낸 배추와 거름으로 길러낸 배추를 같다고 할 수는 없을 것이다. 때문에 예전의 배추가 갖고 있던 영양을 지금의 배추가 온전히 갖고 있다고도 할 수 없다.

배추뿐 아니라 모든 채소가 마찬가지 상황이다. 우리네 조상들은 이미 수만 년 전부터 자연 속에서 씩씩하게 자라난 제철 채소를 먹어왔다. 인위적인 손길을 거치지 않은 그런 채소야말로 영양의 보고이다.

현대 사회를 살아가며 완전히 그와 같은 채소를 먹는 것은 불가능한 일일지도 모른다. 하지만 되도록 햇빛을 듬뿍 받으며 자연 상태에서 성장한 제철 채소를 먹기 위한 노력은 해야만 한다. 그것이 우리 몸을 위하는 길이고 나아가 인간의 고향인 땅을 위하는 길이기 때문이다.

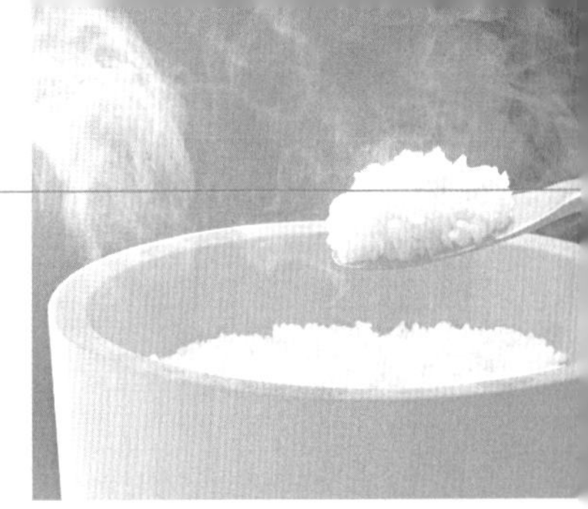

짭조름한 자반이 생물보다 나을 수 없다

자반고등어에 한번 맛을 들이면 아무리 신선한 생물고등어가 옆에서 펄떡이고 있어도 자반고등어를 집어들게 된다. 자반고등어를 찾는 사람은 많은데 물량은 적어서인지 자반고등어가 생물고등어보다 비싼 경우도 있다.

원래 자반 생선이나 말린 생선 같은 것은 옛날 내륙이나 산간 벽지로 생물 생선의 유통이 불가능했던 시대에 바다의 혜택을 누리지 못하는 내륙사람들도 생선을 먹을 수 있게 하기 위해 고안된 것이었으리라.

예전엔 생선이 한 마리라도 밥상에 오르면 젓가락 싸움이 날 정도였다. 그만큼 생선은 아무 때나, 그리고 아무나 먹을 수 없는 귀한 것이었다.

하지만 이제 그것은 다 옛 이야기에 지나지 않는다. 지금은 원하면 언제든지 생선을 먹을 수 있는 시대이다. 굳이 생물이 아니어도, 냉동한 것, 자반, 말린 생선들이 넘쳐난다. 하지만 예전에 생선을 오래 보관할 수 없어 자반으로 만들어 먹거나 말려 먹거나 했던 상황과 지금은 다르다.

예전처럼 어쩌다 한 번 먹는 자반이 아니라, 매일같이 자반을 먹게 되면 소금을 과다섭취하게 된다. 자반은 부패를 막기 위해 소금을 뿌린 것이기 때문이다.

또한 고등어, 삼치, 청어, 꽁치 등에 많이 함유되어 있는 DHA나 EPA와 같은 불포화지방산은 빨리 산패가 진행되기 쉬운 불안전한 영양소이다. 고등어에서 나는 비린내도 이 때문이라 할 수 있다. 싱싱하지 않은 생선을 조리하면 별로 맛이 없는데 이는 지방이 변질되었기 때문이다.

갈수록 지방의 섭취가 늘어나는 현대인들이 특별히 주의해야 할 점은 지방의 산화에 의한 발암물질의 생성이다. 고도의 불포화지방산을 다량 함유하고 있는 생선을 말리거나 냉동보관하게 되면 지방이 산화한다. 따라서 그런 생선을 먹는 것은 스스로 발암물질을 찾아서 먹는 것이나 마찬가지라 할 수 있다.

흰살 생선에 비해 기름이 많은 생선과 등푸른 생선은 더 빨리 산패되므로 가급적 싱싱한 생물을 구입해서 먹어야 한다. 만약 생선은 먹고 싶은데 생물 생선이 비싸서 냉동한 것이나 자반을 먹는 것이라면 두 번 먹을 것 한 번만 먹으면 된다. 입이 느끼는 즐거움이 몸이 느끼는 건강함에 우선할 수 없기 때문이다.

노화연구에 있어 세계적인 권위자인 미국 텍사스주립대학교 의대 노화연구소장인 유병팔 교수는 "혀는 문앞의 경비원이다. 만약 경비원이 주인이 되어버리면 모든 것이 엉망진창으로 되게 된다"라고 말하기도 했다. 그간 오로지 혀가 느낄 황홀만함을 추구해온 현대인들이 꼭 한번 되새겨야봐야 할 말이란 생각이 든다.

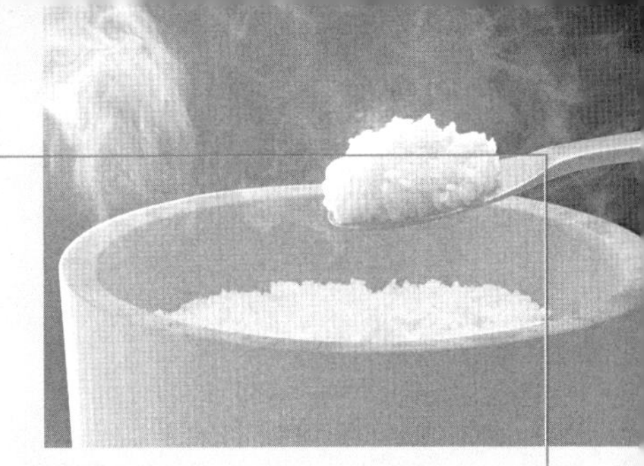

콩을 밭에서 나는 고기라 부르지 말라

옛날엔 콩비지를 참 많이 먹었다. 콩비지는 두부를 만들기 위해 두유를 짜고 남은 부산물이었다. 하지만 당시는 식량이 부족했기 때문에 어떤 식품이든 부산물까지 남김없이 먹어야 했다. 그렇게 하는 것이 당연한 시대였다.

하지만 요즘은 영양과 맛으로 콩비지를 먹는다. 요즘은 콩 전체를 맷돌에 갈아 콩비지를 만들기 때문에, 옛날 콩비지보다 훨씬 더 고소하고 맛이 있다.

콩은 식물성 단백질과 레시틴과 같은 인지질, 올리고당 상태의 복합 탄수화물, 섬유질, 칼륨과 망간 같은 미량 미네랄 등이 모두 들어 있는, 그야말로 완벽에 가까운 식품이다.

우리가 콩을 먹어야 하는 이유는 단순히 육류를 대신해 단백질을 보충하기 위한 것만은 아니다. 콩에는 육류와는 비교할 수 없을 정도로 풍부한 섬유질과 필수지방, 미네랄이 있다. 때문에 콩을 '밭에서 나는 고기'라 부르는 것은 어찌 보면 콩에 대한 모욕이다. 육류를 먹으면 장내 유해균이 증식해 장내 생태계가 교란되지만 콩은 그렇지 않다. 콩만큼 장내 생태계를 건강하게 유지하는 데 도움이 되는 식품도 없다. 그 영양을 육류에 비할 수 없는 콩에는 분명 고기 이상의 가치가 있다.

콩에 풍부한 레시틴이라는 인지질은 인체 내 생체막의 구성 성분으로 세포 안팎의 물질들이 원활하게 이동할 수 있게 하는 역할을 한다. 또한 신경전달 물질의 원료로도 사용된다.

또한 콩 안에 들어 있는 올리고당은 장내 세균의 먹이가 되어 유기산을 만들어내고 유해균의 번식을 억제하여 장을 건강하게 해준다.

뿐만 아니라 콩에는 인내심과 지구력, 정신을 평온하게 유지하는 작용에 관여하는 망간과 실리카가 풍부하다. 그래서 고기를 좋아하는 아이들이 공격적인 성향을 띠는 것과 달리 콩류를 비롯한 식물성 단백질을 섭취하며 성장한 아이들은 차분하고 인내심이 강한 모습을 볼 수 있다.

게다가 콩에는 우리의 주식인 쌀에 결핍된 아미노산이 함유되어 있다. 콩과 쌀이 만나 만들어진 콩밥에는 그만큼 필연적인 만남의 이유가 있다 할 수 있는 대목이다. 콩뿐만이 아니라 모든 잡곡이 영양학적으로 볼 때나 한의학적 음양이론에 비추어 보았을 때 서로의 부족한 부분을 보완해주는 식품들이다. 그렇기에 더더욱 여러 가지 통곡식을 섞어 먹어야만 한다.

그런데 이처럼 좋은 콩을 우리는 그다지 많이 먹지 않고 있는 것이 현실이다. 우리의 밥상을 풍성하게 해줬던 콩이 외면당하고 있다. 콩밥이라면 질색하는 아이들도 있고, 콩이 들어가 있으면 골라내고 먹는 어른도 있다.

어린 시절부터 콩에 길들여지지 않아 맛이 없다고 느껴서인지, 아니면 값싸게 구입할 수 있는 것이어서 그런 건지, 혹은 수입 콩의 안전성에 대한 논란 때문인지는 모르지만 아무튼 그 가치에 비해 제대로 대접받지 못하고 홀대받고 있는 상황인 것만은 틀림없다.

하지만 콩은 아주 오랫동안 우리가 생활 속에서 먹어왔던 음식이라는 사실을 기억해야 한다. 긴 세월 동안 수많은 사람들이 먹으면서 검증된 안전한 식품이고, 또한 완벽한 식품이다. 수십 년간 일상적으로 먹어왔던 약품도 부작용이 확인되면 생산과 판매가 중단된다. 그런데 콩은 수십 년, 수백 년, 수천 년에 걸쳐 아무런 문제없이 먹어온 식품이다. 우리 조상들은 식생활 속에서 콩의 진가를 충분히 알고 있었기에 콩나물, 콩장, 두부, 콩비지, 된장, 청국장 등 다양한 방식으로 콩을 가까이

하며 먹어 왔다.

　오랜 시간 동안 콩에 적응된 우리 몸은 지금 콩의 영양가를 간절히 원하고 있다. 하루빨리 우리의 밥상에 다시 콩이 넘쳐 나길 바란다.

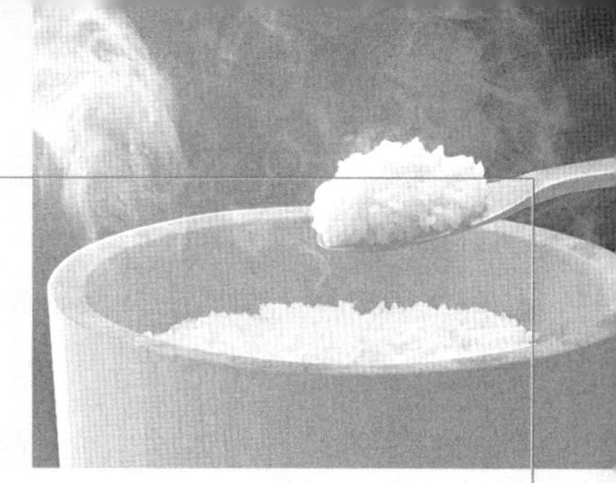

포테이토칩은 감자가 아니라고?

미국인들은 감자와 고기를 주로 먹는다. 그들의 감자 요리는 아주 다양하다. 감자튀김, 통으로 구운 감자, 으깬 감자 등 다양한 감자요리법이 있다. 또 감자칩도 즐겨 먹는다.

우리나라에서도 아이들과 청소년들은 감자칩을 즐겨 먹는다. 군것질거리나 간식으로 사랑받는 감자칩은 국내 과자회사의 것도 있고 수입품인 것도 있다.

감자는 몸에 좋은 알칼리성 식품이다. 따라서 감자를 재료로 한 것이라면 어떤 요리법으로 만들었어도 몸에 좋을 것이라고 생각하기 쉽다. 하지만 이것은 착각에 지나지 않는다.

전분질 식품인 감자는 1%의 지방을 함유하고 있다. 그러나 기름에 튀겨 감자튀김으로 만들게 되면 20% 정도의 지방을 함유하게 된다. 게다가 감자칩은 40% 정도의 지방을 함유하고 있는 상황이다.

열량면으로 보면 감자를 삶았을 때는 100g당 72kcal이다. 하지만 감자튀김은 324kcal이고, 감자칩은 528kcal이다. 또한 감자를 튀기거나 칩으로 만들면 비타민C는 완전히 파괴된다. 따라서 감자튀김이나 감자칩에는 감자가 가진 본래의 영양이 남아 있지 않다고 할 수 있다.

미국 상원의 영양문제특별위원회의 한 보고서는 이와 같은 사실을 보고하며 '감자 아닌 감자'가 탄생했다고 했다. 또한 '식품의 문명화'가 '인간의 질병화'를 초래한다고 경고하기도 했다.

미국인들은 평소 설탕과 지방에서 필요 칼로리의 2/3를 섭취하고 있다. 이는 단순당질인 설탕과 포화지방으로 취하는 열량 권장수준의 한계를 초과한 상태로 모든 만성질환의 원인으로 작용하고 있다.

서구인의 식생활 변화에 따른 통계를 보면 탄수화물:지방:단백질의 섭취비율이 대략 8:1:1에서 4:4:2로 바뀌었다. 현재 우리나라 사람들도 이와 크게 다르지 않은 현실이다.

수치상 단백질의 섭취는 증가했지만, 그 속을 살펴보면 식물성 단백질의 섭취는 감소하고 동물성 단백질의 섭취가 증가했음을 알 수 있다. 또한 설탕류 등 단순당질의 섭취는 5배로 증가했고, 복합당질의 섭취는 1/3로 감소했다. 섬유질의 섭취도 1/6로 감소했다.

탄수화물 섭취는 1/2로 감소하면서 전체적인 에너지원으로서의 비중이 줄어들었는데, 이에 비해 설탕류의 섭취비중이 아주 많이 늘어났다. 또한 지방의 섭취가 4배로 증가하는 가운데 포화지방의 섭취는 7배로 증가했다.

패스트푸드점에서 치킨이나 감자를 튀길 때 사용하는 기름은 대부분 라드나 쇼트닝이다. 라드는 돼지기름을, 쇼트닝은 소기름이나 어유 등을 반고형화한 고체기름이다.

고체기름은 포화지방이다. 따라서 라드와 쇼트닝은 가공과정 중에 산화된 지방과 트랜스형 지방, 수소화된 지방 등 변질된 지방들이 만들어지는 아주 질이 나쁜 기름이다. 과다한 포화지방과 변질된 불포화지방은 우선 성인병의 원인이 되기 때문이다.

시중에서 판매되는 대부분의 감자튀김이나 감자칩은 쇼트닝이나 라드로 튀겨지고 있다. 이것들은 인체 내로 들어가면 생화학적 대사에 혼란을 일으킨다. 그렇다고 해서 식물성 기름이나 최근 유행하고 있는 올리브유에 튀기는 것이 좋다는 이야기는 아니다. 그런 기름으로 감자를 튀긴다고 해도 지방 함유량과 칼로리가 높아지는 것은 마찬가지이다. 튀긴 음식들에서 섭취되는 산패된 지방과 과산화지질의 위험성은 결코 지나칠 수 없는 대목이다.

약 4만 년 전 현생인류가 탄생한 이래 인류의 유전적 골격은 그리 크게 변화하지 않았다. 그렇기에 자연 속에서 이루어진 우리네 조상들의 식생활들은 인류의 생화학적 대사 리듬과 맞춰져 있다고 할 수 있다.

그런 관점에서 볼 때 자연에서 벗어나 인공적인 요소가 많이 가미된 현재의 식생활은 큰 문제를 안고 있다. 갑작스런 식생활의 변화를 자연의 시간에 맞춰진 우리 몸의 유전적인 변화가 따라가지 못하고 있기 때문이다.

동물들은 3세대를 지나야 비로소 새로운 환경에 대한 적응능력이 생긴다고 하는데 현재와 같은 식생활 환경의 변화는 인간이 따라잡기에 너무 빠르다. 감자튀김이나 감자칩과 같이 '감자 아닌 감자'를 더 이상 감자로 생각해서는 안 되겠다.

"We are what we eat, our brain too are what we eat"라는 말이 있다. 우리가 먹는 것이 곧 우리의 몸이고 머리라는 이야기이다. 우리는 매일같이 입으로 먹는 음식을 통해 우리 몸의 피를 만들고 뼈와 살을 만들 뿐만 아니라 두뇌활동을 하고 삶을 영위해 나간다.

과학적으로도 먹는 것의 중요성이 입증된 시대인데도 불구하고 인간의 몸에 유해하거나 안전성을 확인할 수 없는 식품의 가공기술은 더욱더 발달하고만 있다. 그래서 더욱 우리 스스로 몸에 이로운 음식과 해로운 음식을 선별하는 지혜를 갖추도록 노력해야 할 때라는 생각이 든다.

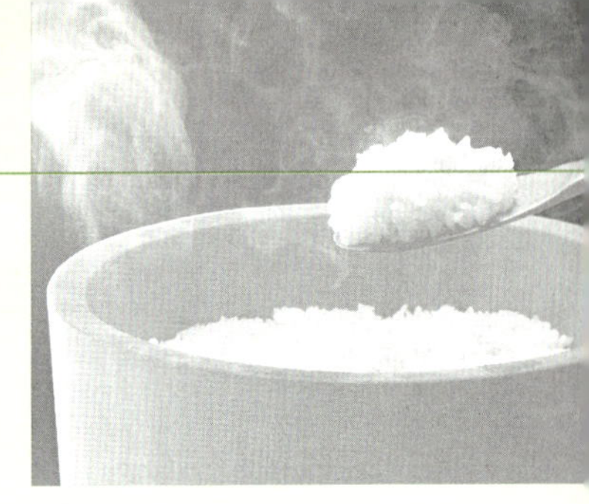

마요네즈와 케첩에 사로잡힌 우리의 혀

잔칫집 음식이나 뷔페식당에서 빠지지 않고 나오는 것 중에 과일 샐러드나 감자 샐러드 같은 것이 있다. 그런데 이런 샐러드들을 보면 한결같이 마요네즈를 사용하고 있다. 우리나라엔 소스가 마요네즈 밖에 없나 하는 생각이 들 정도이다.

물론 고깃집에서는 육류의 기름에서 느껴지는 느끼함을 조금이라도 덜기 위해 간장 소스, 와사비 소스, 겨자 소스 등도 사용하고 있긴 하다. 하지만 그럼에도 불구하고 우리가 식생활에서 가장 많이 사용하는 소스는 바로 마요네즈라 할 수 있다.

생각해보면 우리에게도 조상들이 대대로 먹어오던 소스가 있다. 간장, 고추장, 된장 등이 바로 그것이다. 그런데 어째서 우리는 이런 우리 고유의 소스를 가까이 하지 않는 것일까? 간장, 고추장, 된장을 멀리 하게 되었다는 것은 그만큼 우리 입맛이 변했다는 이야기이기도 할 것이다.

어느새 우리의 입은 달콤한 맛, 짭조름한 맛, 상큼한 맛, 느끼하지만 부드러운 기름기 맛을 탐하게 되어버렸다. 입 안에 넣었을 때 바로 맛있다고 느껴지는 것들만을 추구하다 보니 자연적인 맛을 감별해내는 미각을 점점 잃어버린 것이다. 그래서 음식 고유의 맛을 즐기기보다는 소스의 맛을 즐기게 되었다. 자연 고유의 음식들이 원래 갖고 있던 고유의 맛과 향과 영양을 모두 잃어버리는 줄도 모른 채 우리는 그렇게 입 안에서 사르르 녹는 듯한 맛있는 음식에 끝없이 탐닉하게 된다.

요즘처럼 음식을 보관할 수 있는 냉장고가 없었던 옛날에는 음식을 오래 저장하기 위해 염장법이 발달할 수밖에 없었다. 그래서 간장, 고추장, 된장과 같은 우리나라 고유의 소스는 강한 짠맛을 지니고 있다. 특히 날씨가 더운 남쪽지방에서는 젓갈을 더 많이 사용한다. 또한 채식 위주의 식사를 해온 민족의 음식을 보면 대체로 짜다는 사실을 알 수 있다. 그것은 채소에 풍부한 칼륨이 나트륨과 균형을 이루기 때문이다.

그런데 이처럼 짜게 먹으면서 육식을 중심으로 하는 서구적 식생활을 하게 되면 미네랄의 불균형이 야기된다. 따라서 짜고 싱겁게 먹는 것은 전적으로 혀에 맡겨야 한다. 그것이 혀의 고유한 역할이다. 신체는 혀를 통해 맛을 감지하고, 갈증을 통해 수분의 섭취를 늘리고 줄이는 등 자동적인 조절시스템을 가지고 있기 때문이다.

헌데 지금 현대인에게 가장 문제가 되고 있는 것은 이런 혀가 고장났다는 점이다. 음식이 짜도 짠 것을 느끼지 못하고, 달아도 단 것을 느끼지 못하고, 느끼해도 느끼함을 느끼지 못하게 되어버렸다.

미국 텍사스주립대학교 의대 노화연구소장인 유병팔 교수는 "어떤 질병이든 고정된 룰을 가지고 대하지 않는 것이 좋다. 한 번 룰이 고정되면 사람들은 각성을 잃고 그것의 노예가 된다. 따라서 질병을 대할 때는 다만 느낌과 방향감각만을 주는 것이 좋다"라고 의미 있는 메시지를 우리에게 던지기도 했다.

그러기 위해서는 고장난 우리의 혀를 되살릴 수 있는 소스를 개발해야 한다. 무엇이든 마요네즈 범벅을 만들기보다는 채소를 생으로 먹거나 가볍게 데쳐 먹을 때 버무려 먹을 수 있는 소스를 만들 필요가 있다. 다양한 소스를 개발하면 식품이 원래 가진 영양소를 보존하는 데도, 또한 식욕을 촉진하고 조리시간을 단축하는 데도 도움이 된다.

그래도 마요네즈가 먹고 싶다면 되도록 직접 만들어 먹는 것이 바람직하다. 마요네즈는 마음만 먹으면 그리 어렵지 않게 만들 수 있다. 달걀노른자, 식초, 식용유, 소금만 있으면 된다.

달걀노른자는 아라키돈산이라는 고도의 불포화지방산을 함유하고 있다. 그런데 이것은 산화되기 쉬운 물질이라 바로 먹어야 한다. 때문에 달걀노른자가 들어가는 시판되는 마요네즈에는 모두 합성 산화방지제가 들어간다. 마요네즈 또한 단순한 소스가 아니라 식품첨가물과 화학물질의 보급로인 것이다.

또 한 가지 우리가 놓치고 있는 것이 있다. 보통 염증이 생길 때는 돼지고기와 달걀을 먹지 말라고 한다. 그 이유는 돼지고기와 달걀에 들어 있는 아라키돈산이라는 불포화지방산 때문이다. 아라키돈산은 신체 내에서 염증을 유발하는 프로스타글라딘이라는 국소호르몬을 만들어낸다. 그런데 염증 때문에 돼지고기와 달걀은 먹지 않으면서도 마요네즈로 버무린 샐러드는 아무생각 없이 먹는다. 이것은 올바른 식품 정보를 갖고 있지 못하기 때문에 일어나는 일이다.

아이들이 보다 채소나 과일과 친해질 수 있게 도움이 되는 소스가 있다면 엄마들의 마음도 한결 편해질 것이다. 요리는 창조성을 필요로 하는 예술의 한 분야라 할 수 있다. 때문에 고정된 룰은 없다. 시도하면 얼마든지 새로운 소스를 만들어낼 수 있다. 간장, 고추장, 된장 등에 무와 양파와 과일 등의 즙을 넣어 희석시켜 소스를 만들 수도 있다. 그래서 키위양파사과소스나 간장무즙소스와 같은 것을 만들 수도 있을 것이다. 또는 두부와 땅콩을 갈아 두부땅콩소스 같은 것도 만들어 볼 수 있다.

하지만 이때 국적 없는 음식이 탄생되지 않도록 주의해야 한다. 예로부터 음식에는 서로 궁합이 있었고 반드시 필요한 조리과정과 음식마다 사용된 정해진 양념이 있었다. 이것들을 무시하지 않고 전통을 살려 현대적으로 재창조할 수 있도록 주의를 기울여야 한다.

마요네즈뿐 아니라 케첩도 우리나라 사람들이 많이 먹는 소스이다. 케첩은 신맛이 많이 나지만 사실은 단맛이 강한 당질식품이다. 케첩의 설탕 함유량은 아이스크림보다도 높다. 그런 케첩에 우리 아이들은 밥을 비벼먹는다. 한마디로 설탕밥을 먹는 것과 다를 바가 없다. 그런데도 학교 급식시간에 케첩이 나오는 날에는 바로 동이 날 정도라고 한다. 이렇게 우리 아이들이 케첩을 좋아하다가는 언젠가 설탕조림이 될지도 모를 일이다.

설탕에서 아이들을 지켜내야 한다. 또한 자극적인 양념을 이용한 조리법으로 인해 푸른 채소를 섭취하지 못하고 있는 우리 아이들이 다양하게 식품을 먹을 수 있도록 해야 한다. 그러기 위한 노력의 한 과정으로 소스의 개발이나 조리법에 변화를 줄 필요가 있다.

더 이상 마요네즈나 케첩이 대표적인 소스로 취급받지 않기를 바란다. 각 가정이나 음식점마다 가족과 건강을 생각하는 그곳만의 독특하고 개성 있는 소스를 만들어내 사람들의 입맛을 사로잡았으면 하는 바람이다.

과일은 많이 먹어도 괜찮지 않다

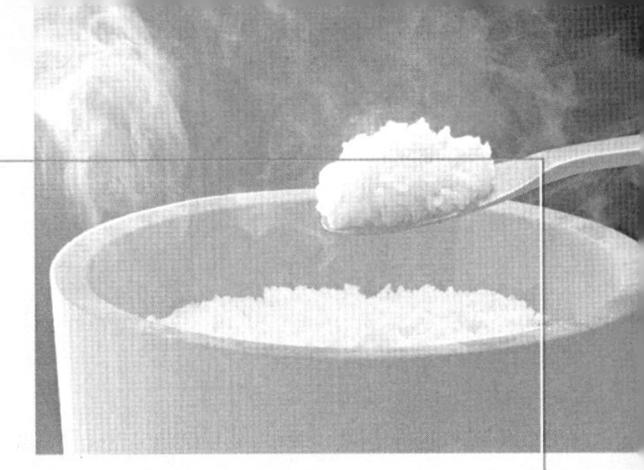

현대인들은 항상 자신의 몸에 비타민이 부족한 건 아닌지 염려한다. 그러다 보니 부족한 비타민 섭취를 위해서는 과일은 많이 먹을수록 좋다는 생각을 하게 된다.

때로 과일의 달콤함은 아주 유혹적이기도 하다. 그래서 현미식과 채식에 물려 있는 당뇨병 환자들은 과일로 포식하며 과일이니까 괜찮다고 자신을 위안하기도 한다.

또한 과일은 비타민이 충분하다는 점과 특유의 달콤함 때문에 자주 원푸드 다이어트의 재료로 사용된다. 그러나 과일만 먹고 잘 살 수는 없는 일이다. 물론 과일이 우리 몸에 소화효소나 결핍된 조절영양소를 보충해주는 식품인 것만은 틀림없는 사실이다. 그러나 그렇다고 해서 과일이 결코 주식이 될 수는 없다.

과일의 과당은 포도당과 함께 단당류에 속하는 단순당질이다. 인류는 수백만 년 전부터 전분질이라는 복합당질을 분해해 300g 정도의 포도당을 대사시켜왔다. 그리고 2백만 년 전까지만 해도 하루에 8g의 과당을 섭취했다고 한다. 그런데 그렇게 오랜 시간에 걸쳐 우리 몸이 익숙해진 대사 체계가 무너지고 있는 것이다.

설탕은 포도당과 과당이 결합한 이당류로 몸에 들어오면 포도당과 과당으로 분해된다. 그런데 지난 50여년 간 일어난 식생활의 급격한 변화로 인해 설탕의 섭취가 비약적으로 증가하면서 이를 통한 과당의 하루 섭취량은 현재 75g 정도 된다고 한다. 지난 날 섭취하던 양의 약 10배 가까이 늘어난 것이다. 이처럼 특정한 영양성분을 갑자기 10배 이상 섭취하게 된다면 문제가 발생할 소지가 높아진다.

예전에는 오로지 제철 과일만 먹을 수 있었지만 요즘은 하우스 재배로 한겨울에는 수박을 먹을 수 있고 한여름에도 귤을 먹을 수 있는 상황이다. 이처럼 계절에 상관없이 생산되고 있는 요즘 과일은 아주 달콤하다. 하지만 예전의 노지 과일이 요즘 과일보다는 훨씬 깊은 맛이 있었다. 과일 고유의 특유한 맛과 향이 있었던 것이다. 어떤 과일이건 아무 때고 맛볼 수 있게 되면서 이제 과일에서도 점점 자연식품 고유의 맛을 찾아보기 힘들어지게 되었다.

제 땅에서 나는 음식을 먹어야 하듯 제철 음식이 몸에 좋은 것은 두말할 필요가 없다. 과일 역시 마찬가지라 할 수 있다. 엽록소를 통해 합성되는 유기물의 양은 정해져 있는데 품질개량을 통해 과일의 당도만을 증가시키게 되면 당연히 비타민이나 생리활성물질의 합성량은 줄어든다. 따라서 과일이 달아질수록 그만큼 비타민 함량은 떨어진다고 할 수 있다.

때문에 품질개량과 유전자조작을 통해 당도의 함량만을 증가시킨 요즘 과일을 식사대신으로 많이 먹는 것은 결코 바람직하지 않다. 과일은 식사한 후에 후식으로 먹는 정도에 만족해야 할 것이다.

하지만 그래도 역시 과일은 자연식품이다. 인스턴트나 가공식품보다는 충분한 맛과 영양과 먹는 쾌감까지도 안겨줄 수 있다. 그런 면에서 과일은 훌륭한 간식이나 후식이 될 수 있다. 단, 한 가지 기억해야 할 점은 과일은 어디까지나 과일이라는 사실이다. 과일을 주식 대신으로 삼거나, 원푸드 다이어트 식품으로 이용하거나, 당뇨병 환자가 위안을 얻기 위해 많이 먹어서는 안 된다.

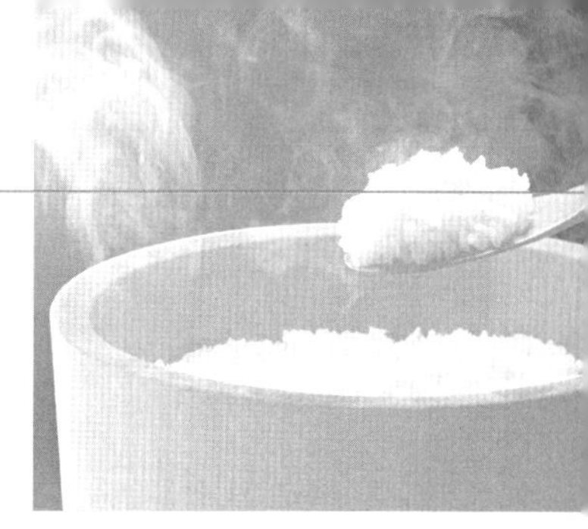

짠 것을 먹어도 짜다고 느끼지 못하는 현실

짜게 먹는 것이 건강에 좋지 않다는 것은 누구나 알고 있는 사실이다. 그러나 채식을 하는 경우에 짭조름한 음식은 그리 커다란 문제가 되지 않는다. 채식 위주의 식단을 통해 공급받게 되는 칼륨이 나트륨과 균형을 이루기 때문에 나트륨만을 과잉 섭취했을 때 일어날 수 있는 문제들을 줄여준다. 하지만 야채를 즐겨먹지 않고 육식과 가공식품 위주의 식생활을 하는 현대인들은 섭취하는 염분의 양을 줄일 필요가 있다.

그러나 수십 년간 유지해온 식습관과 입맛을 하루아침에 바꾸는 것은 힘든 일이다. 음식이 갖고 있는 고유의 맛보다 양념 맛을 즐기게 되면 갈수록 간을 짜게 하게 된다. 싱거운 음식은 맛없게 느껴지기 때문에 진한 양념을 찾게 되는 것이다. 따라서 음식이 가진 본래의 신선한 맛보다는 양념 맛으로 음식을 먹고 있는 상황이라 해도 지나치지 않을 정도이다.

병원이나 약국에 가게 되면 보통 의사나 한의사, 약사들은 환자에게 짜게 먹지 말라는 식이지도를 한다. 하지만 염분을 어떻게 제한해야 하는지에 대해 구체적으로 지도하는 경우는 그리 많지 않다. 때문에 의사나 약사에게서 듣게 되는 짜게 먹지 말라는 말은 의례적으로 들리는 경우가 많다.

우리의 몸은 짜게 먹으면 물을 찾게 된다. 반대로 싱겁게 먹으면 뭔가 짭조름한 것을 먹고 싶어한다. 이것은 우리 몸에 염분의 농도를 조절해 체액을 일정하게 유지하는 호메오스타시스라는 자동조절시스템이 있기 때문이다.

그러나 과도하게 도정한 쌀, 정백한 식품, 화학조미료, 인스턴트식품, 가공식품 등으로 식생활이 급격하게 변화하면서 우리의 혀는 점점 제 기능을 못하게 되었다. 그래서 염분을 과다하게 섭취해도 혀가 그것을 제대로 감지하지 못하기 때문에 신체의 자동조절시스템도 제 역할을 못하는 상태가 된다.

그래서 짠 것을 먹어도 짜다고 느끼지 못하고, 단 것을 먹어도 달다고 느끼지 못한다. 기름진 것을 먹어도 느끼하다고 여기지 않는다. 인공적인 맛에 길들여진 혀는 마비상태에 빠져 자연적인 맛을 찾아내지 못한다. 그런 혀에 아무리 짜게 먹지 말라고 소리 높여 외쳐도 그것은 공허한 외침에 불과하다.

염분의 섭취는 가장 자연적인 미각을 가진 상태에서 혀가 자연스레 알아차리고 조절하도록 해야 한다. 그럴 때 비로소 혀는 문 앞의 경비원으로서 자기 역할을 제대로 해낸다고 할 수 있다. 그렇다면 짜게 먹지 않기 위해서, 즉 염분의 섭취를 줄이고 자연적인 미각을 되찾기 위해서는 어떻게 해야 할까?

우선은 밥을 바꿔야 한다. 흰쌀밥이 아닌 현미잡곡밥을 먹는 것이 좋다. 맨밥, 즉 흰쌀밥을 먹으면 싱거워서 반찬을 많이 먹게 된다. 하지만 현미잡곡밥을 꼭꼭 씹으면 고소하기 때문에 짠 반찬이 많이 당기지 않는다. 한번 현미잡곡밥에 익숙해진 후에는 흰쌀밥을 먹으면 싱겁고 맛이 없게 느껴진다.

이렇게 입맛이 바뀌는 것은 곡식의 씨눈과 껍질에 들어 있는 미네랄과 영양소 덕분이라 할 수 있다. 그 가운데에는 나트륨과 균형을 유지하는 데 필요한 칼륨도 있고, 인공적인 맛에 길들여진 혀의 자연적인 미각을 되찾아주는 아연이라는 미네랄도 들어 있다.

이처럼 곡식에서 섭취할 수 있는 미네랄은 신체의 미네랄 균형을 통해 체액의 항상성을 유지할 수 있게 한다. 또한 혀의 자연적인 미각신경을 되찾게 한다. 그래서 짠 것, 인스턴트와 가공식품의 감미료 맛, 안 좋은 기름의 맛을 스스로 찾아낼 수 있게 된다.

밥을 바꿨으면 다음으

로는 눈에 보이지 않는 소금의 섭취를 줄여야 한다. 먹을 때 별로 짜게 느껴지지도 않고, 분명히 소금(소금의 화학명은 염화나트륨이다)은 아닌데도 많이 먹게 되면 우리 몸에 소금과 동일한 해를 끼치는 나트륨염을 많이 섭취하지 않도록 해야 한다.

글루탐산나트륨MSG : monosodium glutamate, 아질산나트륨, 사카린나트륨 등 식품첨가물로 사용되는 수많은 나트륨염들이 문제이다. 이것들은 조미료, 방부제, 감미료, 발색제로 인스턴트와 가공식품에 첨가되고 있다. 때문에 인스턴트와 가공식품, 화학조미된 음식의 섭취를 줄이는 것이 곧 소금의 피해를 줄이는 길이다.

세 번째는 집에서 사용하는 소금을 천일염으로 바꾸는 것이다. 천일염은 약 78~85%의 염화나트륨으로 이루어져 있다. 나머지는 마그네슘, 칼슘, 칼륨, 요오드 등 인체에 필요한 미량의 미네랄들이다. 천일염에는 84가지의 미네랄이 들어 있다. 천일염은 누렇고 지저분해 보이지만, 그것은 미네랄들이 들어 있기 때문이다. 인간의 혈액조성과 가장 유사한 바닷물을 태양에너지로 건조한 것이 바로 천일염이라는 사실을 기억하자.

반면 하얀 정제염의 염화나트륨은 97%에 달한다. 나머지는 표백제, 습기방지제와 같은 화학물질이다. 정제염은 천일염에 있는 84가지의 미네랄을 모두 제거한 것이다. 때문에 정제염을 사용하게 되면 미네랄의 균형을 잃게 된다. 그래서 미네랄의 균형이 깨진 우리 몸은 체액을 일정하게 유지하기 위해 피곤해질 수밖에 없다.

맛소금은 말 그대로 맛을 내기 위한 소금이다. 그래서 정제염 99%에 MSG를 첨가한 것으로 글루탐산나트륨과 같은 화학조미료의 맛을 낸다. 핵산조미료 또한 마찬가지이다. "정제염이 나쁘다, 맛소금이 나쁘다"고 소비자들이 목소리를 높이니 눈가리고 아웅 하는 식으로 맛소금에 핵산을 1% 첨가해 핵산조미료로 내놓은 것이다.

이런 가공염을 많이 섭취하게 되면 우리 몸의 미네랄의 균형이 깨질 뿐만 아니라 자연적인 미각을 잃게 된다. 그래서 입에서는 짜게 느끼지 않지만 실제로는 아주 짜게 먹는 상황에 이르게 된다. 흰 소금이나 정제염을 미네랄의 균형을 깨뜨리는 주범으로 인식하고 있는 나라에서는 소비자들이 비싼 가격에 천일염을 사먹고 있다.

양질의 천일염을 싼 가격에 제공하고 있는 우리나라의 염전들을 산업 합리화라는 이유로 폐쇄하라고 해서는 안 될 것이다. 천일염은 우리의 건강을 지켜줄 수 있는 소금이기 때문이다.

네 번째는 큰 그릇에서 작은 그릇으로 바꾸는 것이다. 그릇의 크기도 바꾸고 국이나 찌개를 먹는 횟수도 줄이는 것이 좋다. 이렇게만 해도 당장 많은 양의 염분섭취를 줄일 수 있다. 우리는 하루 세 끼 중 적어도 한 끼 이상은 국이나 찌개를 먹게 된다.

그런데 이런 국이나 찌개야말로 우리가 가장 많은 염분을 섭취하는 통로이다. 따라서 국그릇을 작은 것으로 바꾸고, 국 먹는 횟수를 줄이면 섭취하는 염분의 양을 어느 정도 제한할 수 있게 된다. 밥상에서 국 없는 날, 혹은 찌개 없는 날을 만들어보는 것은 어떨까? 이틀에 한 번이 힘들다면 사나흘에 한 번이라도 밥상에 국이나 찌개를 올리지 않는 날을 만들어보자.

마지막으로 장아찌나 젓갈, 자반생선 같은 염장 저장식품의 섭취를 줄이고 칼륨이 풍부한 채소와 해조류를 충분히 먹도록 한다. 해조류와 채소에 풍부한 칼륨은 우리 몸에서 나트륨과의 미네랄 균형을 적절하게 유지해주는 역할을 한다.

당장 섭취하는 소금의 양을 줄이는 것이 힘들다면 칼륨을 더 많이 섭취하도록 노력해야 한다. 염분을 해독해주는 영양물질이 들어 있는 신선한 채소, 신선한 과일, 다시마, 생채소즙의 섭취를 늘리는 것이 좋다.

그동안 우리나라 사람들이 상대적으로 서양 사람들보다 더 많은 소금을 섭취했음에도 큰 문제가 없었던 것은 채소와 해조류를 많이 먹었기 때문이라 할 수 있다.

모든 것을 한꺼번에 바꿀 수는 없겠지만 좋은 식습관을 가지기 위해 노력하는 것은 무엇보다 값진 일이다. 위에 소개한 다섯 가지 사항을 지키며 식생활을 바꾸어나가다 보면 먼저 자신의 혀가 달라지는 것을 느낄 수 있을 것이다. 또한 예전보다 가공식품을 많이 먹지 못하는 자신의 모습도 발견하게 될 것이다.

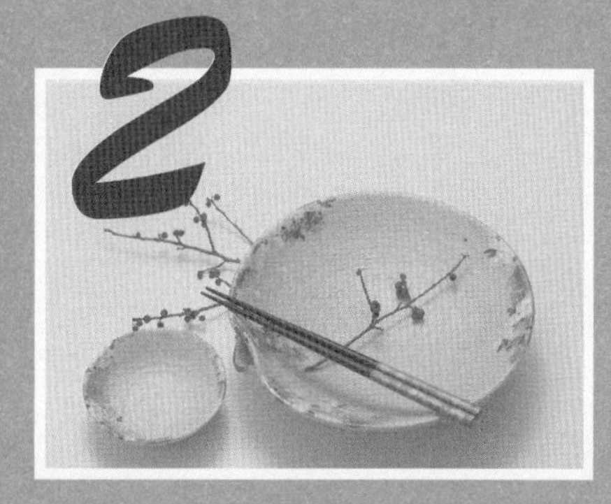

무엇이 우리의
밥상을 흔들고 있나

아이에게 커피를 주는 부모는 없다. 커피의 카페인이 아이의 몸에 좋지 않다고 여기기 때문이다. 그런데 콜라의 카페인에는 무신경하다. 커피는 한 잔에 80mg의 카페인을, 콜라는 한 잔에 50mg의 카페인을 함유하고 있다. 카페인은 우리 인체 내에서 공격형 호르몬의 분비를 촉진해 아이들을 산만하고 공격적인 성향으로 만들어버린다. 또한 그 중독성은 말할 필요도 없을 정도이다.

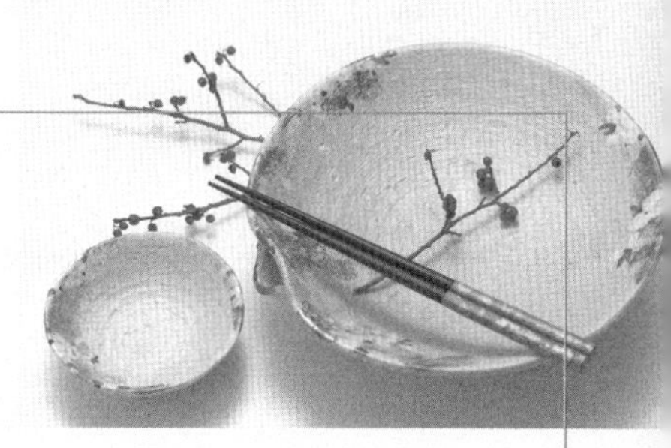

영양을 먹어치우는 대형 냉장고

우리나라 가전제품의 수명이 짧아서인지, 아니면 계속 쏟아져 나오는 가전제품 새 모델들의 덩치자랑으로 결혼 당시 구입했던 가전제품들이 초라해서인지 주부들은 보통 결혼 5년차에서 10년차 정도 되면 가전제품을 바꾸고 싶어한다.

그 중에서도 주부들이 특히 바꾸고 싶어하는 것은 바로 냉장고이다. 문 두 짝이 좌우로 열리는 대형 냉장고가 부러움의 대상이 되었던 것도 한 때이고, 이제는 거의 필수품처럼 여겨지는 현실이다.

어째서 대형 냉장고가 부러움과 열광의 대상이 되고 있는 것일까? 냉장고가 크면 클수록 그 안에 보관할 수 있는 식품의 양도 많아진다. 그래서인지 식품을 보관할 수 있는 냉장고가 없었던 옛날에 비하면, 냉장고의 존재가 축복처럼 여겨지기도 한다. 특히나 아파트처럼 햇빛도 잘 안 들고 통기도 잘 안 되는 주거

환경에서는 냉장고처럼 식품을 보관하기 용이한 곳도 없다.

그런데 정말로 냉장고가 우리에게 축복과 같은 존재인지는 한번 생각해볼 문제이다. 냉장고에 채소나 과일을 보관하면 어느 정도 시간이 지나도 시들거나 썩는 것을 막을 수 있다. 하지만 시들거나 썩는 것은 막을 수 있지만 영양소가 파괴되는 것은 막지 못한다. 식품을 냉장고에 보관하는 기간이 길어질수록 비타민 보유량은 떨어진다. 특히 기름이 많은 식품은 산패라는 기름의 변성까지 일어난다. 냉장고 안에 들어간 식품들은 시간이 지날수록 생명력이 계속 감소해간다.

냉장고의 냉동실 한구석에 처박혀 있던 고깃덩어리로 국을 끓여보면 참 맛이 없다. 심한 경우에는 누린내가 나는 경우도 있다. 냉동하지 않은 생고기로 국을 끓였을 때의 맛과는 하늘과 땅 차이이다. 예전엔 동네 정육점에서 소를 잡았는데, 그런 날 사온 생고기로 끓인 국은 정말 맛있었다. 이 책을 읽는 분들 중에 그런 생고기로 끓인 국을 먹어본 기억이 있는 독자들이 몇이나 있을지 모르겠다. 어쨌든 그 정도는 아니어도 냉동했던 고기보다는 생고기로 끓인 국이 맛있다는 건 먹어보면 누구나 아는 사실이다.

많은 학자들은 식품을 냉동 보관할 때의 문제점을 지적하며 냉장고만큼은 가급적 작은 것을 구입하는 것이 좋다고 충고한다.

하지만 바쁘게 살아가야만 하는 현대인들은 항상 생고기를 사다 국을 끓여

먹을 수 없는 것이 현실이다. 그래서 고기를 사면 냉동실에 쟁여놓는 것은 당연한 일이 된다. 고기뿐만이 아니다. 채소, 과일, 생선 등 모든 먹을거리를 냉장고에 보관하며 먹게 되는데, 그러다 보니 이제 대형 냉장고는 없어서는 안 될 존재가 되어버리고 말았다.

그러나 많은 학자들은 식품을 냉동 보관할 때의 문제점을 지적하며 냉장고만큼은 가급적 작은 것을 구입하는 것이 좋다고 충고한다.

식품을 유통하고 보관하는 과정에서 세균의 번식을 철저히 차단하고 부패를 막는 일은 중요한 문제이다. 그러나 합성 방부제의 사용과 냉장고의 보급으로 식품의 부패는 거의 막을 수 있게 되었다. 물론 여름철이나 대규모 단체급식과 같은 경우에는 부패된 식품으로 문제가 발생하는 경우도 있긴 하다.

음식물이 변질되었다는 것은 음식물 속에 함유된 단백질과 지방이 변화되었다는 의미이다. 세균의 번식은 음식물의 부패를 가져온다. 그런데 이런 부패뿐만 아니라 맛이 변질되고, 향이 손실되고, 결정적으로 건강에도 영향을 미치는 단백질의 변성과 지방의 산화 같은 것이 모두 식품의 부정적 변화이다.

식품을 냉동보관하면 세균을 번식하지 못하게 해 부패를 막게 된다. 그러면 식품의 보존기간은 늘릴 수 있다. 하지만 냉동실이 부패는 막아줄지 모르지만 산화는 막지 못한다. 산화란

식품 속의 식물성 기름이 공기 중의 산소와 반응하여 변질되는 것으로 지방 변성의 가장 큰 원인이다.

단백질과 지방 모두 고온·고압·산·알칼리 처리에 의해 그 고유의 성질이 변한다. 그리고 또 지방은 냉동실의 산소로도 얼마든지 쉽게 변질될 수 있다. 그런데 대부분의 단백질 식품은 지방을 함유하고 있기 때문에 취급할 때 지방과 마찬가지로 주의가 필요하다.

고기, 생선, 견과류, 씨앗류 등을 냉동보관하면 부패를 막아 오랜 시간 그 음식을 먹을 수 있지만 맛은 현저히 떨어진다는 점을 기억해야 한다. 지방의 산화로 지방의 맛이 바뀌었기 때문에 맛이 떨어지는 것이다. 또한 산화된 지방인 과산화지질은 암의 발생을 촉진하는 발암물질이기도 하다.

신선한 식용유로 튀긴 음식에 비해 한 번 튀긴 기름을 나중에 다시 사용해 튀겨낸 음식이 맛이 없는 것도 마찬가지 이유이다. 사용했던 기름을 나중에 또 사용하는 것은 기름 고유의 구조가 변질되어버렸기 때문에 건강에도 안 좋은 영향을 미치게 된다.

따라서 모든 음식은 제철의 자연식품을 필요할 때마다 조금씩 구입해서 바로 먹는 것이 가장 좋다. 부득이하게 냉장고에 보관하더라도 되도록 보관기간을 짧게 해야 한다. 아무리 좋은 음식이고 구하기 어려운 음식이라고 해도 냉장고에 쟁여두고

일 년 열두 달 내내 먹는 것은 건강을 위해서 바람직하지 못한 일이다.

그런 의미에서 어떻게 보면 유행 지난 작은 냉장고가 고마운 것이 되기도 한다. 작은 냉장고를 쓰던 시절에는 한꺼번에 많이 사면 보관할 곳이 마땅치 않았기 때문에 매일매일 다리품을 팔며 장을 봐야 했다. 그 덕에 주부의 다리는 건강해지고 우리의 밥상은 신선할 수 있었다. 신선한 밥상을 위해서라도 이제 냉장고의 크기를 줄이거나 냉장고에 오랫동안 보관하는 음식의 양을 줄일 필요가 있다.

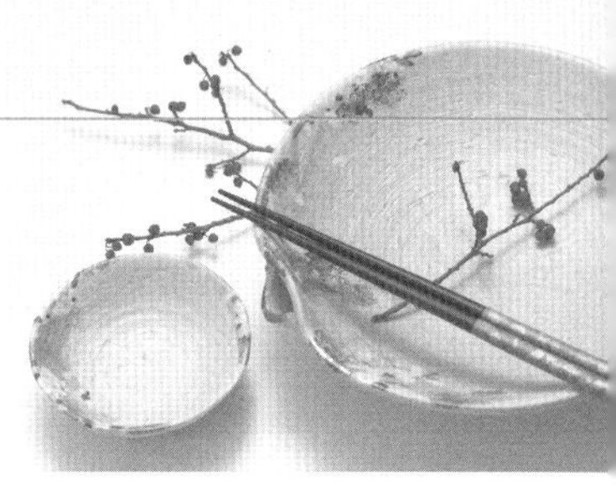

영양소를 파괴하는 전자레인지의 유혹

하루가 다르게 새로운 제품들이 쏟아져 나오고 있지만 가전제품들을 사용하다 보면 정작 자주 쓰는 기능은 몇 되지 않는다. 그런데 최신 제품일수록 수많은 기능을 갖추고 있다. 실제로 사용할 때는 그 수많은 기능을 모두 사용하는 것도 아니지만 새로 가전제품을 구입하게 되면 구형 모델보다는 신형 모델을, 기능이 단순한 제품보다는 여러 가지 기능을 갖춘 제품을 선택하게 된다.

하지만 그런 제품을 구입해도 복잡한 매뉴얼을 숙지하며 모든 기능을 사용할 만한 여유는 없다. 기능이 많든 적든 관계없이 실생활에서 주로 사용하는 기능은 몇 가지로 한정되기 때문이다.

전자레인지 역시 마찬가지이다. 처음엔 단순히 음식을 데워 먹는 기능 정도밖에 없었지만 세상의 변화에 따라 요즘 전자레인지는 많은 기능을 갖추게 되었다. 라면을 끓여먹을 수도 있고, 감자를 삶아먹을 수도 있다. 토스터가 옆에 달려 있는 전자레인지까지 나와 있을 정도이다.

그런데 전자파의 위험성이 알려지면서 가장 큰 타깃이 되었던 것이 바로 전자레인지이다. 전자레인지를 열고 닫을 때는 가급적 멀리 떨어져 있는 것이 좋다는 등 전자파 때문에 전자레인지는 되도록 사용하지 않는 것이 좋다고 여겼다. 하지만 전자파의 두려움보다는 생활의 편리가 앞섰고, 이제 전자레인지는 필수 가전제품의 자리를 차지하고 있다.

비단 전자레인지뿐만이 아니라 수많은 가전제품이 등장하면서 우리는 갈수록 전자파에 더욱 많이 노출되고 있다. 전자파의 위험성 논란에도 불구하고 휴대폰 같은 경우에는 귀에 직접 대고 사용하고 있기도 하다.

전자파의 위험이란 그 파장이 물질의 변화를 일으켜 고유의 속성을 잃게 하거나, 극히 불안정하고 파괴력이 강한 활성물질들을 만들어 또 다른 물질을 연쇄적으로 파괴하는 상태가 지속적으로 일어날 수 있는 상태를 말한다.

따라서 전자레인지를 이용해 음식을 데우거나 조리하게 되면, 전자파를 받은 식품의 성질이 변하게 된다. 그런 변질된 식품을 먹게 되는 것 역시 우리 몸이 전자파로 인해 입게 되는 피해라 할 수 있다. 예를 들면 불포화지방산이 많은 기름이 함유된 식품을 전자레인지를 이용해 데울 경우 말론디알데하이드라고 하는 발암물질이 60배까지 증가한다고 한다.

직접적인 전자파의 피해 때문에라도 전자레인지의 사용은 줄여야 하지만 사실 그 속에서 일어나는 식품의 변화가 더 큰 문제이다.

따라서 구운 고기나 부침 같은 것을 데워 먹는 데 전자레인지를 사용해서는 안 된다. 기름을 많이 함유한 식품은 반드시 전자레인지 사용을 피해야 한다. 음식은 바로 조리해서 바로 먹는 것이 가장 좋지만, 불가피하게 남은 음식을 데워 먹어야 할 경우에는 찜기를 이용하는 것이 가장 안전하다.

그래도 전자레인지를 사용해야 한다면 상대적으로 안전한 탄수화물 식품이나 단시간에 고열로 조리해야 영양이 보존되는 식품을 이용하도록 한다. 또한 물을 데우는 기능이나 스팀타월을 만드는 기능 등으로 사용하는 것 정도에 만족하는 것이 좋다.

문명의 발전은 동전의 양면 같아서 우리에게 편리함을 안겨준 만큼 그 대가 또한 요구하고 있다는 사실을 잊어서는 안 될 것이다.

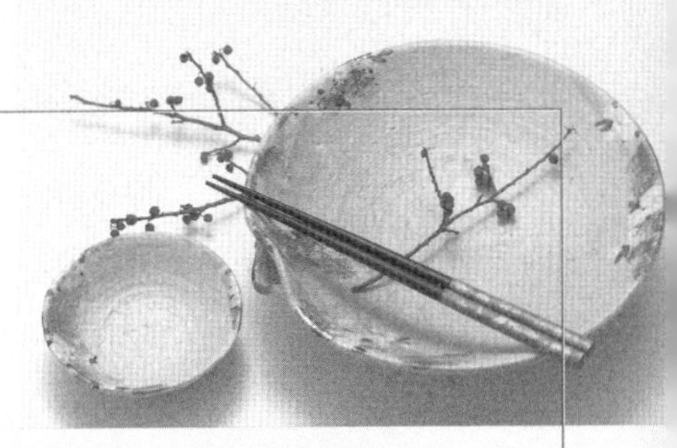

마실 물의 자리를 밀어내는 콜라

분리수거하는 날 가정에서 배출되는 재활용품 중에 가장 많은 양을 차지하는 것들 중 하나가 바로 페트병이다. 처음에 1.5ℓ 페트병에 든 콜라나 음료수들이 등장했을 때만 해도 그것은 어디까지나 야외용이었다. 회사에서 단체로 야유회를 갈 때나, 여럿이 멀리 여행갈 때 함께 나누어 먹기 위해 1.5ℓ 페트병에 든 음료수를 구입하곤 했다.

하지만 요즘은 그런 대용량 청량음료들이 평상시에도 가정의 냉장고에 버젓이 자리를 차지하고 있다. 마실 물이 있어야 할 자리를 청량음료들이 차지하고 있는 것이다.

이렇게 청량음료들이 일상적으로 가정에서 큰 자리를 차지하고 있는 데는 음료업체의 공격적인 마케팅과 대형 할인점을 통한 대량구매가 원인으로 작용하고 있다.

우리가 청량음료 중에서 가장 즐겨 마시는 것 중 대표적인 것이 바로 콜라이다. 음료업체는 다이어트 콜라까지 만들어내면서 콜라의 음용을 더욱 부추기고 있다.

사람들은 콜라의 톡 쏘는 짜릿한 맛에 한번 길들어 버리면 그 맛을 잊지 못한다. 그래서 콜라에 중독되다시피 해 계속해서 콜라를 찾게 된다. 이처럼 사람들이 콜라에 중독되는 이유는 톡 쏘는 맛을 위해 강화된 인산과 설탕과 그 속의 카페인, 코카인과 같은 중독성 물질 때문이다.

우리가 피자를 즐겨 먹고, 햄버거를 즐겨 먹고, 치킨을 즐겨 먹는 이상 콜라의 개운함은 세트로 따라다닐 수밖에 없다. 톡 쏘는 맛으로 인해 느끼한 음식에 콜라만큼 제격인 음료수가 없기 때문이다. 따라서 패스트푸드 섭취가 늘어나면 늘어날수록 청량음료의 음용 또한 함께 늘어날 수밖에 없다.

그런데 콜라에는 설탕이 13%나 들어 있다. 다시 말해 200㎖의 콜라를 마셨다면 한 번에 26g의 설탕을 먹은 것과 마찬가지라는 이야기이다. 피자나 햄버거, 치킨 등을 먹을 때 보통 200㎖ 이상의 콜라를 마시게 된다. 패스트푸드점에서는 콜라를 리필해주기도 하고, 시켜서 집에서 먹는 경우에도 요즘은 콜라는 서비스로 제공되는 것이 기본이다.

결국 패스트푸드를 즐겨 먹게 됨에 따라서 콜라 섭취량 또한 늘어만 갈 수밖에 없는 것이 현실이다. 그렇게 콜라를 마심으로써 우리는 엄청난 양의 설탕도 함께 먹게 된다. 단순당분인 설탕을 과다복용하게 되면 면역력이 떨어진다. 또한 뇌의 대사가 불안정해 아이들의 두뇌발달과 정서안정에도 좋지 않다. 섬유질 섭취가 부족한 아이가 설탕을 과다섭취하게 되면 저혈당을 유발해 신경질과 짜증을 많이 내게 된다.

아이에게 커피를 주는 부모는 없다. 커피의 카페인이 아이의 몸에 좋지 않다고 여기기 때문이다. 그런데 콜라의 카페인에는 무신경하다. 커피는 한 잔에 80mg의 카페인을, 콜라는 한 잔에 50mg의 카페인을 함유하고 있다.

카페인은 우리 인체 내에서 공격형 호르몬의 분비를 촉진해 아이들을 산만하고 공격적인 성향으로 만들어버린다. 또한 그 중독성은 말할 필요도 없을 정도이다. 그래서 콜라에 중독된 사람은 곧 카페인중독과 설탕중독이라 말할 수 있다.

콜라는 설탕과 카페인뿐만 아니라 다량의 인산도 함유하고 있기 때문에 더욱 문제가 크다. 탄산가스의 톡 쏘는 맛에 길들여진 소비자들이 더 자극적인 맛을 원하자 첨가하게 된 것이 바로 중합인산이다.

우리 몸의 미네랄은 일정한 균형을 유지하고 있는데, 칼슘과 인은 1 대 1의 비율로 있어야 미네랄 균형을 맞추게 된다. 그러나 인을 과다하게 섭취하면 칼슘의 흡수를 방해할 뿐만 아니라 체내의 칼슘을 용해시켜버린다. 콜라에 치아를 담가두면 치아가 변색되고 녹아내리는 것을 볼 수 있는데, 이것이 바로 콜라에 함유된 인산 때문이다.

또한 콜라의 원료인 코카엽의 마약성 문제를 거론하는 경우도 있다. 콜라의 이런 여러 가지 문제점 때문에 콜라는 음료가 아니라 독극물이라고 여기는 사람도 있을 정도이다.

우리가 콜라를 먹는 이유는 영양학적 가치 때문이 아니라 혀에서 느끼는 순간의 쾌감과 그로 인한 중독성 때문이다. 미각의 쾌감을 추구하는 것은 인간의 본능이라 어쩔 수 없겠지만 순간의 쾌감을 위해 몸에 해가 되는 것을 알면서도 습관적으로 먹는 어리석음을 범해서는 안 될 일이다.

그런데 이젠 콜라뿐만 아니라 매일같이 쏟아져 나오는 새로운 청량음료들이 우리를 유혹한다. 알록달록한 색깔과 새로운 맛으로 우리의 입맛을 사로잡으려는 청량음료에는 온갖 색소와 첨가제가 들어가기 마련이다. 이제 더 이상 그런 음료수에 마실 물의 자리를 내줘서는 안 된다. 청량음료는 비상시의 음료로, 설탕과 카페인을 통한 각성작용이 필요할 때 어쩌다 한 번 마시는 본래의 자리로 돌아가야 한다.

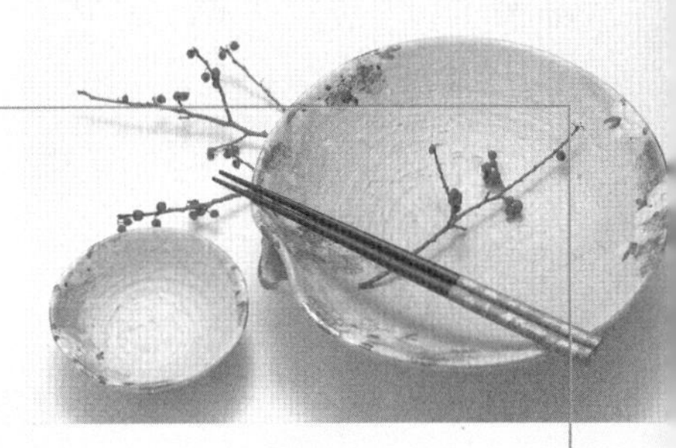

밥상을 점령한 흰색

흰쌀밥, 흰밀가루, 흰설탕은 삼백三白 식품이다. 사람들의 건강에 대한 관심이 높아지면서 이런 삼백三白 식품을 멀리 하려는 움직임이 일고 있다. 그러나 아직도 하얀 식품들을 선호하는 것이 우리의 현실이다. 이젠 삼백三白 식품이 아니라 오백五白 식품, 육백六白 식품처럼 하얀 것을 선호하는 경향은 모든 식품으로 확대되어가고 있다.

수많은 학자들이 삼백三白 식품이 건강에 해롭다고 경고하면서 흰소금, 흰색 화학조미료까지 백白 식품으로 분류하자 언제부터인가 흰색의 화학조미료를 광고하는 모습을 찾아볼 수 없게 되었다. 그렇다면 과연 흰색 화학조미료는 우리의 일상에서 완전히 사라진 것일까?

결코 그렇지 않다. 더 이상 광고에서 흰색의 화학조미료를 볼 수 없을지는 모르지만, 흰색 화학 조미료를 비롯해 하얀 소금과 하얀 설탕이 잔뜩 들어 있는 즉석식품, 냉동식품, 레토르트 식품은 더 많이 우리 밥상을 차지하게 되었다. 이처럼 밥상에 한해서는 문제삼았던 것이 사라졌다고 해서 문제가 완전히 해결된 것이 아니라는 점을 항상 기억해야 한다.

슈퍼마켓에 가면 흰설탕, 황설탕, 흑설탕이 있다. 또한 맛소금, 정제염, 천일염이 있고, 물엿도 하얀 것과 누런 것이 있다. 이 중에 대체 어떤 것이 좋은 것인지 도무지 판단이 서지 않는다. 혼란을 느끼는 주부들은 대부분 '그래도 하얀 것이 더 깨끗하니까 더 좋지 않을까?'라는 결론을 내리게 된다. 이래서 또다시 우리의 밥상은 백白 식품에 자리를 내주게 된다.

사탕수수나 사탕무에서 뽑아내는 설탕은 섬유질과 비타민과 미네랄이 풍부한 원당을 정제하고 표백해 만들게 된다. 흰설탕보다는 나을 것 같아 흰물엿을 선택하는 경우도 있는데, 이것은 예전에 가래떡 찍어먹던 조청을 표백한 것이다. 물엿보다 쓰기 편하다고 선전하는 요리당은 설탕을 녹인 것에 가깝다고 할 수 있다.

하얀 정제염은 78~85%의 염화나트륨과 각종 미네랄을 함유하고 있는 천일염을 정제하고 표백하여 만든 것이다. 혹은 특정 석유 화합물의 생산과정 중에 중간 산물로 획득되기도 한다.

자연적인 상태의 모든 식품들은 색깔이 곱지도 못하고 지저분해 보인다. 상태도 고르지 않다. 때문에 청결과 위생을 제일로 생각하는 현대인에게는 상품가치가 없어 보이기도 한다.

하지만 자연 상태의 것을 정제하고 표백해 고유의 생명력을 없애버린 식품들로 밥상을 차리면서 우리의 생명을 제대로 이어갈 수는 없는 노릇이다. 우리 또한 거대한 자연의 품속에서 살아갈 수밖에 없는 하나의 생명체이기 때문이다.

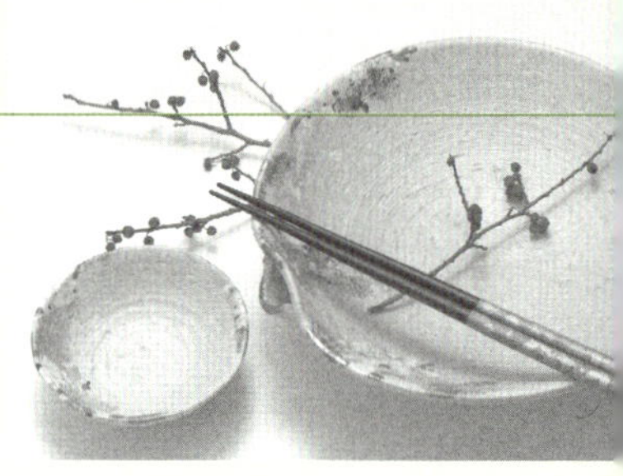

깨끗한 것에 대한 아주 커다란 착각

현대인들은 '깨끗함'에 대한 일종의 강박관념을 가지고 있는 듯하다. 지저분한 것, 더러운 것은 과거 못 살던 시절의 것이라 여긴다. 그래서 지저분하고 더러운 것은 병균이나 세균을 옮겨 질병을 유발하리라 믿는다. '지저분하고 더러운 것=가난, 질병'이라는 등식을 무의식중에 갖고 있는 것이다.

깨끗함에 대한 사람들의 이런 정서를 파고들어 '깨끗해요'라는 카피 문구를 사용한 광고가 등장한 적도 있을 정도이니 우리가 얼마나 깨끗함에 목말라하는지 알 수 있다.

우리나라에서는 1960년대 이후 경제가 부흥하면서 국가는 전 국민을 대상으로 감염성 질병의 전염을 막고자 청결과 위생에 대한 계몽활동을 시작했다. 그래서 사람들은 항상 손을 깨끗이 씻고, 물은 꼭 끓여서 먹고, 옷은 삶아서 입게 되었다.

이런 과정을 통해 감염성 질병의 발병이 현저히 줄어든 것만은 분명한 사실이다. 그러나 깨끗함을 추구하는 도가 지나쳐 때로는 균과의 적당한 싸움을 통해 신체의 면역력을 훈련시킬 수 있는 기회도 더불어 잃게 되었다.

이렇게 깨끗함을 추구하는 생활태도는 식품을 대하는 데서도 예외가 아니다. 옛날에 기름집에서 짜먹던 참기름이나 들기름들은 거무튀튀하고 침전물도 있었는데, 이제는 기름도 깨끗해야만 팔리는 시대가 되어버렸다. 그래서 모든 시판 기름은 정제의 과정을 거치게 된다.

기름뿐만이 아니다. 쌀도 거친 현미보다는 도정한 흰쌀, 백미를 좋아하고, 거친 통밀가루보다는 하얗고 부드러운 밀가루를 선호한다.

그러나 생각해보면 우리는 곡식의 모든 영양은 씨눈과 껍질에 있다고 배웠다. 쌀 역시 배아와 껍질 속에 생명활동을 유지하는 데 꼭 필요한 중요한 영양물질을 가지고 있다. 그런데 지금 우리에게는 '영양'보다는 '깨끗함'이 우선이 되어버린 듯하다. 수차례에 걸쳐 도정된 쌀에는 이미 영양이 많이 남아 있지 않다.

우리가 가정에서 흔히 사용하는 콩 100%의 식용유는 정제와 표백, 여과, 탈취 등의 과정을 거쳐 만들어진다. 시중에서 판매되는 콩기름은 정말 깨끗하다.

혹시 살고 있는 동네 주변에 기름을 짜주는 곳이 있다면 거기에서 막 짜낸 기름을 슈퍼마켓에서 살 수 있는 기름과 한번 비교해보라. 기름집에서 짜낸 참기름과 들기름은 거무스름하거나 짙은 갈색을 띤다. 그리고 시간이 지나면 침전물이 생긴다. 이것이 깨끗함에 중독된 사람의 눈에는 더러워 보일 수도 있다.

하지만 이 침전물은 더러운 것이 아니다. 이것은 오히려 영양 덩어리이다. 정제하지 않았기에 이런 침전물이 발생하는 것뿐이다. 비록 깨끗하게 보이지 않을지는 모르지만 이 침전물 속에는 인체에 필요한 비타민과 미네랄 등 소중한 영양물질들이 다량 함유되어 있다.

그런데 그 소중한 영양물질을 단지 상품가치를 높이기 위해서 제거한다. 그리고 그처럼 인공적으로 변질된 맛에 우리의 입맛은 어느새 길들어버렸다. 그리고 기업은 변질된 소비자의 입맛에 맞추기 위해 그런 과정을 계속한다. 이런 악순환이 반복되고 있는 것이다.

식물성 기름은 공기 중에서 쉽게 산화한다. 또한 들기름은 참기름보다 더 빨리 변한다. 하지만 정제하고 가공하지 않은 참기름이나 들기름에는 천연적으로 자신의 산화를 방지하기 위한 항산화 영양소가 들어 있다.

그에 비해 가공된 기름

우엉이나 연근, 토란, 건어물, 건조 과일류는 물론이고 레스토랑의 샐러드 등에는 갈변방지와 세균 발육 억제의 목적으로 아황산나트륨이 사용된다.

은 정제, 표백, 탈취하는 과정에서 비타민과 미네랄 등 모든 영양물질이 제거되기 때문에, 깨끗해 보일지는 몰라도 지방만을 공급하는 식품이 되어버렸다. 그래서 한 번만 사용해도 더 빨리 산패하여 강력한 발암물질로 주목받는 과산화지질을 만들어낸다.

깨끗한 것에 대한 착각은 슈퍼마켓의 식품 코너에 가면 쉽게 찾아 볼 수 있다. 우엉이나 연근, 토란, 건어물, 건조 과일류는 물론이고 레스토랑의 샐러드 등에는 갈변방지와 세균 발육 억제의 목적으로 아황산나트륨이 사용된다.

흙 묻은 우엉과 연근을 사 와 껍질을 깎아서 놔두면 쉽게 색깔이 변하는 것을 볼 수 있다. 깨끗한 것을 좋아하는 사람의 눈에는 색깔이 변한 우엉이나 연근이 왠지 께름칙하게 여겨진다.

이런 소비자들의 심리를 알고 식품업자들은 오로지 상품가치만을 높이기 위해 기관지천식과 알레르기까지 유발하는 화학물질을 사용해 껍질 벗긴 우엉이나 연근을 표백해서 판다. 그리고 주부들은 껍질을 직접 벗기는 수고로움을 덜고 바로 요리할 수 있다는 편함과 겉보기에 깨끗해 보이는 것이 좋은 것이라는 착각으로 하얗게 표백된 우엉과 연근, 토란, 백진미채 등을 아무 거리낌없이 구입해서 먹는다.

그러나 식품의 유통기간을 늘리고 상품가치를 높이기 위해 행해지는 모든 처치와 그 과정에 첨가되는 화학물질들은 소중한 비타민과 미네랄을 모두 유실시키며 건강을 위협한다는 사실을 알아야 한다.

당근이든 양파든 감자든 대파든 관계없이 겉에 묻어 있는 흙을 씻어내고 껍질을 벗겨 유통시키면 50% 이상의 영양소가 파괴된다고 한다.

특별한 보신식품을 찾아 헤매는 것보다는 매일 대하는 밥상 위에 오르는 식품에 대해 더 신경을 쓸 필요가 있다. 매일같이 밥상에 오르는 식품의 영양이 손실되어 있다면 아무리 대단한 보신식품을 먹는다 해도 몸에 좋은 효과를 가져오지 못할 것이다.

특별한 처치 과정을 거치지 않는 되도록 자연 상태의 식품을 선택해 요리하는 것이 우리 몸에 필요한 영양을 지키는 길이다. 더 이상은 흙 묻은 당근이나 대파를 외면하지 말자. 그리고 그 속에 우리의 건강을 지키는 길이 있다는 것을 잊지 말자.

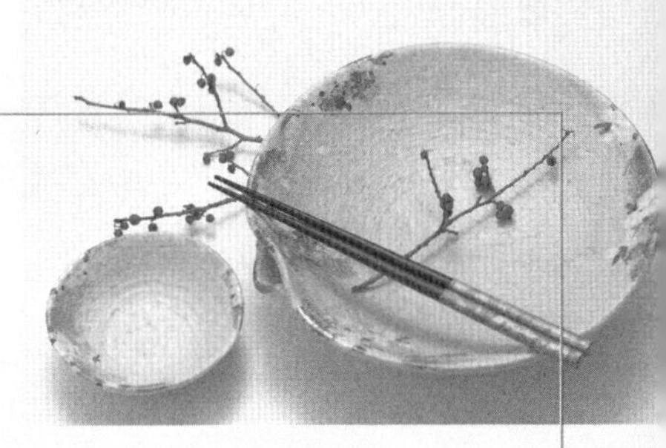

대형 할인점의 싼 가격과 물량 공세

불과 십여 년 전만 해도 집 근처에서 흔히 찾아볼 수 있던 재래시장은 이제 찾아보기 어렵게 되었다. 재래시장의 자리에 대규모 할인점이 하나 둘 들어선 지금, 대형 슈퍼마켓에서 카트를 밀며 장을 보는 것은 너무도 익숙한 풍경이 되어버렸다.

우리는 이제 대형 슈퍼마켓에서 우리의 식생활을 해결한다. 그래서 예전에는 집집마다 담가 먹던 간장이나 고추장, 된장과 같은 장류도 슈퍼마켓에서 사다 먹게 되었다. 장류뿐만이 아니다. 식용유, 식초, 물엿 등 음식을 만드는 데 필요한 모든 양념류를 슈퍼마켓에서 사온다.

그런데 막상 간장 하나 떨어져 그것을 사기 위해 대형 슈퍼마켓에 발을 들여놓는 순간 너무나 많은 간장 종류에 무엇을 선택해야 할지 고심하게 된다. 제조회사별로 'OO간장' 'XX간장' '△△간장'이니 하는 그 수많은 종류에 도대체 어떤 간장을 사다 먹어야 할지 쉽게 판단이 서지 않는다.

또한 그동안 먹어왔던 간장이 있다 해도 워낙 많은 종류가 있다 보니 이번에는 다른 간장을 먹어보고 싶어지기도 한다. 거기에 근래 광고에서 본 제품이 있으면 그 제품으로 더 눈길이 가게 된다.

각종 첨가제와 방부제 때문에 합성간장이 논란이 된 이후 많은 사람들이 양조간장을 먹기 시작했다. 합성간장은 산분해를 통해 만들어진다. 술도 위스키 같은 증류주나 소주 같은 화학 희석주보다는 생맥주나 막걸리 같은 양조주가 몸에 더 좋다. 마찬가지로 합성간장보다는 숙성을 통해 만든 양조간장이 우리 몸에 더 좋은 것은 말할 필요도 없다.

이것은 식초도 마찬가지이다. 식초는 칼로리가 전혀 없다고 해서 'empty calori'라고 부른다. 감미료로 사용되는 식초는 아주 많은 양을 먹지 않는 이상 건강에 해가 되지는 않는다. 식초의 새콤함은 식욕을 돋우기 때문에 많은 요리에 사용된다. 식초는 세균의 증식을 억제하고 영양을 보존하는 역할을 한다. 이런 식초도 물론 양조식초가 좋다. 양조식초에서 볼 수 있는 뿌연 침전물은 영양물질이지 불순물이 아니다.

기름류는 만든 지 오래 되었을수록 변질되기 쉽기 때문이다. 우리가 가장 많이 사용하는 식물성 식용유는 불포화지방산인데 공기 중이나 가공과정 중에 쉽게 산화할 소지가 있다.

그런데 양조간장, 양조식초, 우리 참기름을 표방하는데도 침전물이 생기지 않는 것들이 문제이다. 이러한 것들은 맑고 깨끗한 제품으로 가치를 높이기 위해 인위적으로 침전을 제거하거나 침전을 방지하고 분산시킬 수 있는 화학첨가제를 사용하기 때문이다.

식용유 또한 콩기름, 옥수수기름, 올리브유, 포도씨유, 미강유(쌀겨기름) 등 많은 종류가 있다. 그러나 사실 가공기름은 어느 것이 좋다고 따지기 전에 그 사용을 최대한 줄이는 것이 바람직하다.

그런데 대규모 할인점에서 파는 이런 장류나 기본양념류, 식용유 등은 모두 대용량이다. 대용량 제품을 아주 싼 가격에 판매하고 있는 것이다. 싼 가격과 물량 공세가 할인점의 특색이라 할 수 있으므로 식품류 또한 거기에서 예외일 수는 없는 것이 현실이다. 또한 소비자 입장에서도 어차피 두고두고 쓴다는 생각에 싼 가격에 판매하는 큰 포장단위의 것을 스스럼없이 구입한다.

그러나 식품만큼은 그런 식으로 구입해서는 안 된다. 음식은 소량으로 구입해서 바로바로 먹는 것이 좋다. 따라서 다소 값이 비싸더라도 대용량보다는 소량을 구입하는 것이 바람직하다.

특히 식용유나 기름을 사용한 음식을 구입할 때는 더 주의할 필요가 있다. 유효기간이 많이 남았다고 안심해서는 안 된다.

기름류는 만든 지 오래 되었을수록 변질되기 쉽기 때문이다. 우리가 가장 많이 사용하는 식물성 식용유는 불포화지방산인데 공기 중이나 가공과정 중에 쉽게 산화할 소지가 있다. 식용유를 선택할 때는 작은 용기와 갈색 용기에 들어 있는 것을 구입하는 것이 좋다. 또한 생산된 지 얼마 되지 않은 것, 유효기간이 많이 남은 것을 선택해야 한다.

환경오염과 공해물질로 시달리는 현대 사회는 좋은 것만을 찾아먹는다고 해서 결코 건강해질 수 없는 시대이다. 몸에 좋은 것을 찾아먹기보다는 안 좋은 것을 안 먹는 용기가 더 필요하다. 또한 적게 먹고 만족할 수 있어야 한다. 아무리 좋은 것이라 해도 많이 먹으면 탈을 일으키게 된다. 그러니 안 좋은 것을 과다섭취했을 때는 어떤 결과가 올지 너무도 자명하다.

대량생산은 식품의 질을 저하시킨다. 또한 대량생산을 위해서는 각종 화학물질을 사용할 수밖에 없다. 이런 점을 분명히 인식한다면 되도록 만든 지 얼마 안 되는 제품, 소량 제품을 선택하는 것이 건강을 위해 왜 필요한지 확실히 알 수 있다.

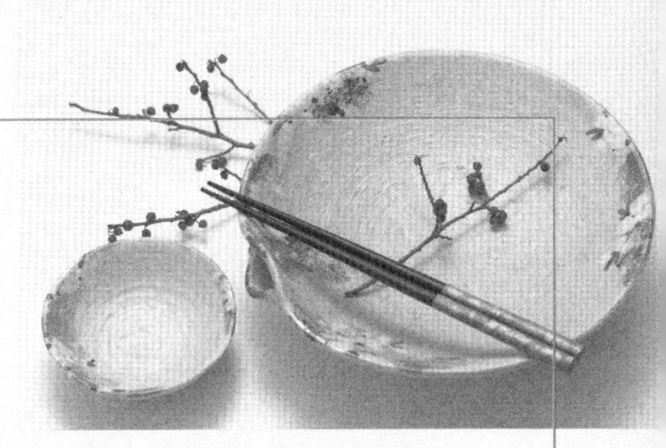

기름이라고 다 같은 기름이 아니다

자연계의 식품 중에는 기름을 함유한 식물성 식품들이 많이 있다. 기름을 함유한 식품들은 산화를 방지하기 위한 항산화 역할을 하는 물질도 함께 갖고 있다. 그래서 씨눈과 종자류에는 식물성 기름뿐만 아니라 기름의 산화를 방지하는 천연 토코페롤, 셀레늄 등이 풍부하다. 또한 특수한 항산화 물질을 함유하고 있는 것도 있다.

우리가 예전에 재래식으로 짜먹던 기름의 뿌연 침전물에는 그런 항산화제가 들어 있었다. 그래서 재래식으로 짜서 지저분해 보이는 참기름의 침전물에는 각종 영양성분과 항산화제가 들어 있기 때문에 흔들어서 침전물도 함께 먹도록 해야 한다.

씨앗류에서 기름을 뽑아낼 때는 높은 온도에서 까맣게 볶아낼수록 더 많은 양을 얻을 수 있다. 하지만 그럴수록 산화의 위험은 더욱 커진다. 그래서 외국에서는 이런 산화의 위험을 방지하기 위해 냉각기가 달려 있는 압착기로 짜진 냉압착유를 만들어내고 있다.

하지만 이런 방식이나 재래 방식으로 짠 기름은 모두 유기용매를 사용해서 기름을 회수하는 경우보다 얻을 수 있는 기름의 양이 적다. 그리고 상품으로서의 가치도 떨어진다.

그래서 상품가치를 높이기 위한 노력 끝에 식품가공기술의 발달로 식품 속의 기름을 공업적으로 정제하여 순수한 기름만 뽑아내게 되었다. 이처럼 유기용매로 기름만을 뽑아내면서 맑고 깨끗한 식용한 식용유가 탄생하게 된 것이다. 하지만 그렇게 탄생한 깨끗한 기름에는 화학물질이 잔류할 수도 있다. 어쩌면 우리는 깨끗한 식용유 속에 잔류한 화학물질을 기름과 함께 먹고 있는지도 모른다.

또한 기름은 공기 중에서 아주 불안정한 물질이어서 산화를 막지 않으면 쉽게 변질된다. 그러면 유통 자체가 힘들어진다. 그래서 첨가하게 된 것이 합성 산화방지제인 BHA ^{Butylated Hydroxy Anisole}와 BHT ^{Butylated Hydroxy Toluene}이다.

이 물질은 FDA(미국식품의약국)에서 기형을 유발할 수 있다고 판정되어 미국에서는 이미 사용이 중단된 물질이지만 우리나라에서는 아직도 그 사용이 허가되고 있다. 이 물질이 더욱 문제가 되는 것은 낮은 온도에서 가열해도 쉽게 파괴되어 항산화 효과를 보장할 수 없다는 점이다. 그래서 한 번 튀김요리를 해 낸 기름을 방치하면 더 빨리 뿌옇게 되고 퀴퀴한 냄새를 내며 변질되는 것이다. 따라서 한 번 사용했던 기름은 다시 사용하지 않는 것이 좋다.

재래식으로 짜낸 기름은 뚜껑을 열어 향과 맛을 확인하면 그 종류를 알 수 있다. 그리고 그런 고유의 향과 맛 때문에 아무리 많이 먹으려고 해도 많이 먹을 수가 없다.

하지만 정제과정을 통해 고유의 맛과 향과 질감을 모두 상실한 식물성 가공기름은 다른 종류라 해도 실제로는 별반 다를 것이 없다. 맛과 향과 질감을 잃어버린 정제한 기름은 식욕을 조절할 수 있는 모든 장치를 잃어버렸다고 할 수 있다. 그래서 정제한 가공기름에 한번 길들여지면 끝없이 먹게 된다. 거의 중독이라고 할 수 있을 정도이다. 갈수록 현대인들의 기름섭취가 무서운 증가추세를 보이며 섭취를 통제할 수 없는 상황에까지 이르게 된 것도 이 때문이라 할 수 있다.

식물성 기름은 샐러드에 첨가해 먹는 기름처럼 먹기 직전에 첨가해서 먹는 것이 가장 안전하게 먹을 수 있는 방법이다. 이렇게 하면 섭취량 또한 적절하게 조절할 수 있다. 하지만 정제한 식물성 기름에 열을 가해 튀김이나 부침을 하면 고소한 맛이 증가해 더욱 기름을 탐닉하게 된다.

따라서 식물에서 뽑아낸 기름을 보다 안전한 상태로 섭취하기 위해서는 가공하지 않은 상태, 즉 유기용매로 기름만 뽑아낸 것이 아니라 태우지 않고 볶아서 재래의 방식으로 짜낸 기름을 되도록 열을 가하지 않고 먹는 것이 좋다.

한편 식용유 선택과 관련한 논쟁 중에서 옥수수기름과 콩기름 중에서 어느 것이 더 좋은가 하는 것이 있다. 우리나라에서는 옥수수가 들어 있는 식품은 모두 성인병에 좋다고 여겨서 옥수수빵이나 옥수수기름 등 옥수수가 들어 있는 식품이 더 비싸게 팔린다.

그러나 옥수수 배아유는 산화가 더 잘 될 뿐만 아니라 '프로스타글란딘 2그룹'이라는 생리물질의 합성을 늘려 염증기전을 증가시킨다고 한다. 또한 옥수수기름 사용이 20% 증가하면 돌연변이원성 물질의 양이 두 배로 늘어난다는 보고도 있다.

그렇다면 일반적으로 건강에 좋다고 알려진 올리브유는 어떨까? 올리브유는 단순한 불포화지방산이기 때문에 산화될 위험이 없고, 콜레스테롤 수치를 저하시키며, 암 치료에도 도움을 주는 것으로 알려져 있다. 올리브유를 즐겨먹는 지중해 연

안 사람들을 통해 이와 같은 사실을 확인했지만, 단순히 그들이 올리브유 하나만으로 건강을 유지했다고 할 수는 없을 것이다. 그들의 식사는 충분한 채소와 신선한 과일로 이루어져 있다. 올리브유는 그런 식단에 포함된 한 가지일 뿐이다. 또한 그들 특유의 낙천적인 성격도 질병을 예방하는 데 도움이 되었다고 할 수 있다.

그런데 올리브라는 식물은 지중해 연안의 식물이기 때문에 현재 시판되는 모든 올리브유는 수입된 것이다. 이런 상황에서 우리가 먹는 올리브유도 과연 좋은 효과가 있을지에 대한 판단은 애매하기만 하다.

수입된 식품은 대체로 유통기간이 길다. 오랜 기간 유통되게 하기 위해서는 화학첨가제 사용을 피할 수 없다. 합성방부제와 같은 화학첨가물을 사용하지 않는다면 산화의 위험성이 있기 때문이다.

수입된 모든 기름은 또한 가공된 식품이다. 올리브유 역시 우리의 참기름처럼 재래방식으로 짜서 바로 먹을 수 있다면 알려진 것과 같은 효과를 기대할 수도 있을 것이다. 그러나 현실은 그렇지 못하다. 이런 현실에서 일반 기름보다 몇 배나 비싼 올리브유를 과연 먹어야 할지에 대해서는 의문이 생긴다.

시판되는 올리브유는 'extra vergin 100%'라고 표기된 압착 올리브유와 정제 올리브유 두 종류가 있다. 부득이하게 올리브

유를 먹어야 한다면 압착 올리브유를 선택하는 것이 바람직하
다. 아무래도 정제한 것보다는 압착한 기름이 낫다. 색깔이 진
한 압착 올리브유는 가격이 비싸긴 하지만 뿌연 침전물이 생기
는 것을 볼 수 있다.

기름은 유통, 보관, 조리과정에서 항상 주의를 기울여야 하는
식품이다. 우리에게는 볶지 않고, 혹은 살짝 볶은 후 압착해서
짠 기름이 필요하다. 물론 될 수 있으면 기름의 사용을 줄이는
것이 가장 좋다. 하지만 아예 안 먹을 수 없는 상황이라면 조금
이라도 몸에 해가 덜 되는 기름을 먹는 것이 나을 것이다.

우리가 가정에서 먹는 식용유는 가공식품이라는 사실을 기
억하자. 또한 식용유를 많이 사용할수록 건강에서는 점점 멀어
진다는 사실도 함께 기억하자.

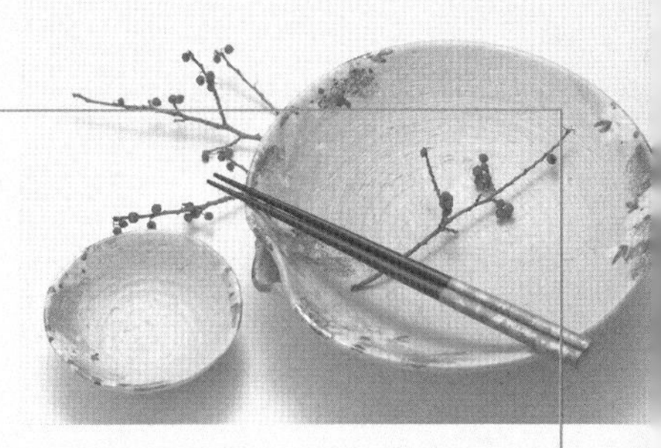

'순식물성'에는 '식물성'이 없다?!

빵에 발라먹거나 하는 마가린도 우리가 즐겨 먹는 것 중 하나이다. 마가린 중에는 옥수수로 만들었다는 옥수수 마가린이 있는데 노란 옥수수가 그려져 있는 상자에는 '순식물성'이라고 쓰여 있다. 그런데 이것을 보며 이상하다는 생각이 든다. 옥수수라면 당연히 식물성인데 거기에 굳이 '순'을 붙여서 강조하는 이유는 무엇일까? 혹시 '순'이 아니기 때문에 '순'자를 붙인 것은 아닐까?

'순'이라는 말은 순수하다는 의미로 자연 그대로의 상태를 말한다. 식물성이면 식물성이지 순식물성이란 건 있을 수 없다. 순식물성이란 말은 우리에게 마가린의 정체에 대해 의심하게 만든다.

마가린은 식물성 기름의 불포화지방산을 높은 온도에서 화학적으로 수소와 결합시켜 포화지방산으로 만든 것이다. 상온에서 액체 상태로 존재하는 식물성 기름을 이런 가공과정을 거쳐 고체화된 식물성 기름으로 만들어낸다.

동물성인 버터가 건강에 좋지 않다는 경고가 나오면서 마가린은 그 대안으로 제시되기 시작했다. 마가린이 등장할 당시만 해도 식물성 기름은 무엇이든 좋다고 여겼다.

하지만 식물성 기름에 수소만 첨가시킨다고 해서 노란색의 고체인 마가린이 나오는 것은 아니다. 마가린의 노란색을 내기 위해서는 버터옐로라는 색소를 넣어야 한다. 버터옐로는 기형을 유발할 수 있는 물질로 알려져 있다. 그런데도 우리가 먹는 많은 가공식품에 버젓이 첨가되고 있는 게 현실이다.

마가린은 말만 식물성이지 가공과정을 통해 지방의 형태가 동물성 식품에 들어 있는 포화지방산으로 변해버린 상태이다. 또한 가공과정에서 만들어지는 트랜스형 전이 지방산은 지방으로서의 생리 작용도 할 수 없게 만든다.

그런데도 우리는 원료가 식물성이라는 이유 하나만으로 식물성 마가린도 몸에 좋은 것으로 착각하고 있다.

패스트푸드점에서 치킨이나 감자를 튀기는 데 사용하는 쇼트닝 역시 마가린과 마찬가지의 가공기술로 만들어지는 반고

형상의 기름이다.

똑같은 예를 하나 더 찾아볼 수 있다. 식물성 커피프림으로 사용되고, 라면과 과자 등 유탕처리 식품의 대부분을 튀겨내는 데 사용되는 식물성 팜유이다. 식물성 팜유 역시 말이 식물성이지 상온에서 고체인 포화지방산의 함유량이 높은 동물성 지방과 같은 것이다.

그런데 어느 날 갑자기 텔레비전의 라면 광고에서 한 방울의 팜유도 사용하지 않았다고 강조하기 시작했다. 그렇다면 이전에는 몸에 안 좋은 고체기름에다 라면을 튀겨왔단 이야기가 아닌가.

이제 더 이상 소비자들이 기업에서 하는 이야기를 곧이곧대로 믿지 않을 만큼 식생활과 관련한 의식수준이 높아졌기 때문에 그런 광고도 등장했을 것이다. 식물성이라고 해서 무조건 좋다고 여기거나 하지 않는, 또한 식물성 팜유가 어떤 것인지 똑똑히 아는 소비자들이 점점 늘어나고 있는 반증이라고도 할 수 있다.

어찌 보면 그 라면광고는 자기 회사 라면이 더 좋다는 것을 강조하려다 결국 그전까지는 안 좋은 기름을 사용했다는 것을 밝혀버린 꼴이라 할 수 있다. 자기 꾀에 자기가 걸려 넘어진 셈이다.

많은 식품가공 회사들은 대부분 제조원가를 낮추는 측면에서 원료를 취한다. 식품의 포장재에 원료가 표시되긴 하지만 무엇이 얼마나 들어가는지 정작 소비자는 알 수 없다. 소비자에게는 부분적인 정보만이 주어질 뿐이다. 모든 과학적 정보와 지식은 식품가공 회사들이 독점하고 있다. 때문에 소비자들은 알 권리를 잃어버려 바르고 정확한 정보를 얻기 어렵다. 이것은 곧 소비자들이 식품 선택에서 정확한 판단을 내리지 못하게 하는 결과로 연결된다.

하지만 정보가 주어지기만을 기다려서는 안 될 일이다. 내 아이가 매일같이 먹는 과자는 무슨 기름으로 튀겼는지, 오늘 슈퍼마켓에서 산 햄과 치즈에는 어떤 발색제와 합성방부제가 들어 있는지 알아야 한다. 적극적으로 식품원료와 가공 중에 첨가된 식품첨가물, 제조공정상의 문제, 영양학적 손실을 따져가며 우리가 먹을 식품을 구매하는 자세를 갖출 필요가 있다. 그래야만 올바른 식품 선택을 통해 건강한 몸과 마음을 지킬 수 있다.

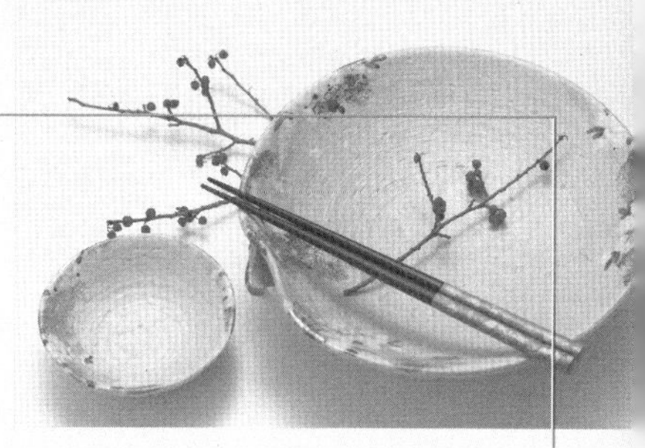

안 들어간 곳이 없는 식품첨가물

식품의 맛을 좋게 하고, 상품가치를 높이고, 보존기간을 늘리기 위해 사용되는 식품첨가물은 현재 3,000여 종에 이른다. 그중 국내에서 허용되는 식품첨가물은 549종이다.

이런 수많은 식품첨가물 중 가장 문제를 일으키는 대표적인 것으로 아황산염을 들 수 있다. 아황산염은 샐러드, 백진미채와 같은 건어물, 건조과일, 토란과 연근 등의 갈변 방지 및 세균의 발육억제를 위해 사용되는 화학물질이다.

아황산염 외에도 대표적인 식품첨가물에는 대체감미료로 널리 사용되는 사카린염, 햄·소시지·베이컨 같은 육가공식품의 발색제로 쓰이는 아질산염, 라면과 과자 등의 감미료로 애용되는 글루탐산나트륨MSG, 청량음료와 간장과 화장품 등에 쓰이는 안식향산염, 방부제로 널리 쓰이는 솔빈산염과 소듐벤조에이트 등이 있다.

이런 식품첨가물은 결코 인체에 무해하지 않다고 발표되어 사용되고 있지만 우리 몸 안에서 여러 가지 해로운 작용을 한다. 아황산염은 인체에서 천식을 유발하는 것으로 확인되었고, MSG는 중국음식점증후군과 천식을 유발할 수 있다. 중국음식점증후군이란 미국에서 MSG를 많이 사용하는 중국음식점에서 음식을 먹은 사람이 갑자기 호흡곤란과 안면마비를 호소해 확인된 MSG중독을 가리킨다. MSG는 식당뿐만 아니라 가정에서도 가장 많이 애용되는 감미료인데, 하루에 3g 이상 복용하면 얼굴경직, 가슴압박, 전신경직, 불쾌감, 작열감을 유발한다.

또한 안식향산은 국소마비, 운동성 저하, 간염을 일으킬 수 있다고 보고되었다. 그밖에도 아미노산계 인공감미료인 아스파탐은 두드러기와 편두통을 일으키고, 인공색소는 천식과 두드러기 및 과운동증을 일으킨다고 한다. 그리고 설탕은 공격적 과잉행동증을 일으키는 것으로 보고되고 있다.

햄, 소시지, 베이컨과 같은 육가공식품의 변색을 막고 상품가치를 높이기 위해 사용되는 아질산나트륨은 위장에서 단백질과 결합해 나이트로자민을 형성하는데, 빈혈이나 구토, 호흡기능 약화 및 암을 유발한다고 보고

되어 1989년부터 FDA에서 사용을 금지시킨 화학물질이다. 그러나 우리나라에서는 사용이 허용되어 있어 우리 아이들이 즐겨먹는 햄 속에 여전히 들어 있다.

이렇게 식품의 가공과정에서 맛을 좋게 하거나, 예쁜 색깔을 내기 위해서, 그리고 방부효과를 위해 사용되는 화학물질은 인류가 식량자원을 해결하는 데 기여한 것도 사실이다. 그러나 현재는 그 사용한도가 도를 넘어서 우리의 소중한 생명을 위협하는 실정에까지 이르렀다.

식품첨가물로 사용되는 화학물질이 인체에 들어가면 우리 몸은 그것을 이물질로 인식해 면역 반응을 일으키게 된다. 그 과정에서 알레르기를 일으키거나 세포가 손상되기도 한다. 이처럼 인체에 유해한 화학물질이 사용되었는지 여부와 사용량은 어느 정도나 되는지를 반드시 포장에 표기해야만 한다.

하지만 우리나라의 경우 아직까지 이와 관련한 관계법령이 강력하지 않다. 현재 화학물질 사용시 표기 여부는 권고사항에 지나지 않는다. 그래서 갈수록 인스턴트나 가공식품에 사용되는 화학물질의 양이 증가하고 있는 상황에서도 우리는 자신이 하루에 도대체 어느 정도의 화학물질을 섭취하고 있는지도 알 길이 없다.

여기서 더욱 중요한 문제는 화학물질을 대사시키기 위해서는 많은 양의 비타민과 미네랄이 소모된다는 점이다. 화학물질의 섭취와 대사과정은 인간이 생명을 유지하고 살아가는 데 반드시 필요한 것이 아니다. 이것은 식품가공기술의 발달로 생겨난 불필요한 과정에 지나지 않는다. 그래서 인위적으로 만들어진 화학물질은 정상적인 대사과정에 필요한 영양소를 소모하고 대사를 교란시킨다. 또한 직접적으로 세포의 건강을 위협하고 원인 모를 질병들을 유발하기도 한다.

식품첨가물의 섭취를 줄이는 것은 그것이 인체에 미치는 직접적인 독성을 줄이는 일이기도 하지만, 우리 몸의 영양소를 쓸모없이 소비하지 않게 하는 일이기도 하다. 이런 점에서 성장을 위해 영양소가 더 많이 필요한 성장기 아이들에게 식품첨가물의 섭취를 줄이는 일은 더욱 중요하게 다가온다.

건강을 생각한다면, 그리고 내 아이의 바른 성장을 생각한다면 식품첨가물의 섭취를 줄이고 가공하지 않은 자연적인 상태의 식품을 선택해야만 한다. 만약 부득이하게 식품첨가물이 들어 있는 식품을 사용하게 될 경우에는 그 피해를 줄일 수 있는 방법을 고민해볼 필요도 있다. 식품첨가물 중에는 물에 담가두거나 뜨거운 물에 데쳐내면 일정 부분이 물에 녹아나와 제거되는 것들도 있다.

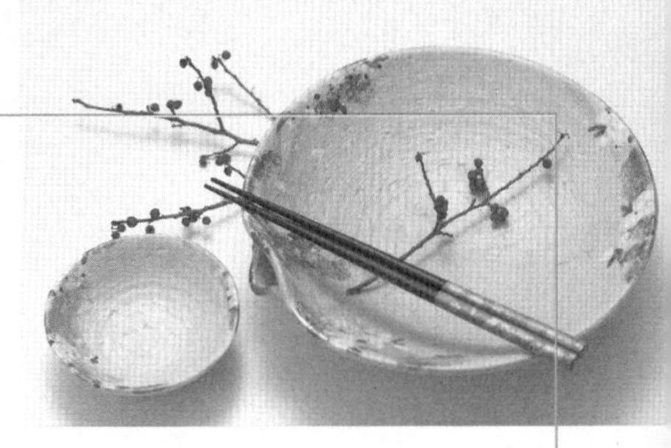

수입오렌지에 밀려나는 제주도 귤

우리는 혀로만 음식의 맛을 판단하지는 않는다. 시각적인 자극, 음식 고유의 향, 음식을 만들 때나 먹을 때의 소리 등도 그 음식이 '맛있다'고 느끼는 데 크게 한몫하곤 한다. 이런 우리의 감각기관을 자극해 그 음식을 먹고 싶도록 만드는 데 텔레비전 광고만한 일등공신도 없다.

오렌지주스 광고를 보고 있노라면, 텔레비전 화면 속에 보이는 오렌지가 어찌나 신선해 보이는지 당장 한 모금 마시고 싶은 유혹에 시달리곤 한다. 그 신선함은 비타민까지도 풍부하게 함유되어 있는 것처럼 보이도록 한다.

그러나 우리가 즐겨먹는 오렌지나 오렌지주스가 정말 신선한 것일까? 알다시피 오렌지는 우리나라에서 나는 과일이 아니다. 우리가 시중에서 사먹는 오렌지는 모두 수입된 것이다. 오렌지가 배에 실려 몇 달씩 바다를 건너오기 위해서는 농약에 절여지다시피 할 수밖에 없다.

그런데 그렇게 농약에 절여진 오렌지를 우리는 맛있어하며 먹고 있다. 그리고 언제부턴가 우리의 혀는 오렌지에 길들여져 우리 땅에서 나는 귤을 맛없다고 여기게 되었다. 품질개량으로 당도만을 높인 오렌지를 맛있다고 여기는 것은 당연한 일일지도 모른다. 또 한편으론 바다 건너온 오렌지를 먹으면 왠지 자신의 삶이 윤택해졌다고 여길지도 모른다.

하지만 혀가 느끼는 달콤한 맛 이전에 오렌지에 대해 알아야 할 사실이 있다. 예전에 미국 서부 여행길에서 만난 젊은 한인 교포 2세는 수입 오렌지는 절대 사먹지 말아야 한다고 주의를 주기까지 했다.

오렌지는 캘리포니아 5대 농산물 중 하나이다. 그런데 수출용으로 정해지면 아직 시퍼런 상태에서 헬기로 낙과제를 뿌린다. 그래서 나무에서 떨어진 오렌지는 몇 달이 지나도 썩지 않을 만큼 농약이 뿌려진 다음에 배에 실려 태평양을 건너 우리나라로 오는 것이다. 재배 도중에도 농약을 뿌리긴 하지만 채취 후에 살포하는 농약은 훨씬 더 위험하다. 이것을 수확 후 농약, 포스트 하비스트라고 한다.

우리는 이렇게 농약절임이 된 오렌지를 사먹고 있지만, 우리의 귤은 미국에서 수입금지 품목에 올라 있다. 까먹기 편하고 맛도 좋은 귤이 자국의 오렌지 생산에 악영향을 미칠 수 있다는 것이 미국의 수입금지 품목에 오른 이유라고 한다.

미국에선 오렌지가 밀려날까 봐 수입을 금지까지 하고 있는 우리의 귤이 정작 우리나라에서는 오렌지에 밀려나고 있는 실정이다.

비단 오렌지뿐만이 아니다. 이제 예전에는 들도 보도 못한 수많은 수입과일을 주변에서 흔하게 볼 수 있게 되었다. 그런 수입과일들을 우리나라에서 먹을 수 있기 위해서는 채취 후에 많은 농약이 살포된다는 점을 기억해야 할 것이다.

아무리 시대가 바뀌어도 신토불이身土不二는 언제든 통용되는 말이다. 물 건너온 먹을거리가 우리 땅에서 나는 먹을거리보다 우리 몸에 더 좋을 수는 없는 일이다. 이제 주식인 쌀까지 수입해서 먹어야 할 세상이니 지금이야말로 조상들이 대대로 먹어왔던 우리 땅에서 나는 우리의 먹을거리들의 맛을 새롭게 음미해야 할 때가 아닐까?

3

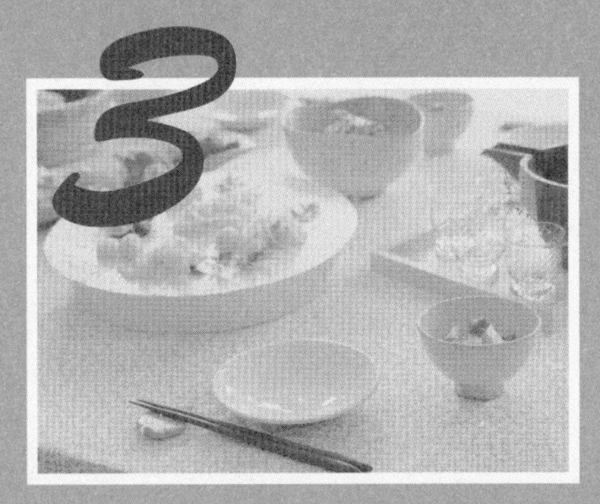

흔들리는
밥상 위의 아이들

특히 단순당질로 범벅되고 섬유질이 결핍된 빵과 콘플레이크야말로 아이들이 일으키는 저혈당증의 주범이라 할 수 있다. 빵과 콘플레이크로 계속해서 아침 식사를 하게 되면 지금 당장은 아무 문제가 없을지 몰라도 언젠가는 당과 관련한 대사에 문제가 발생하게 된다. 그 결과 당뇨, 비만, 정신분열을 일으킬 수도 있다.

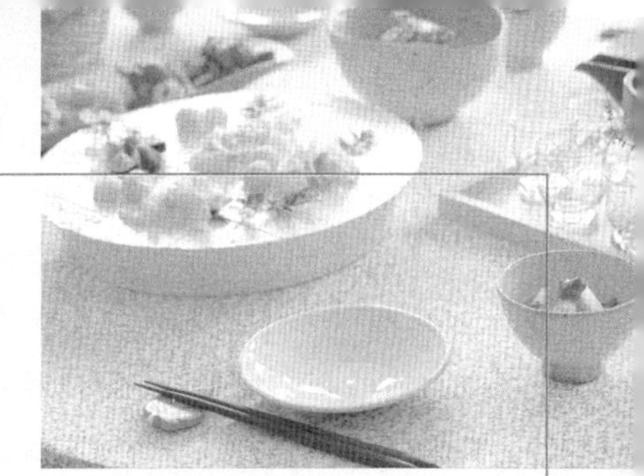

평생 식생활 습관을 좌우하는 어린 시절 밥상

초등학교 시절 학교 가는 길옆에 있던 밭에서 뽑아먹던 배추 장다리의 맛을 나는 아직도 잊을 수가 없다. 그렇게 온전히 자연적이기만 하던 입맛이 시간이 지나면서 어느새 빵과 달고 기름진 음식에 길들여지게 되었다. 그러면서 편식은 갈수록 심해졌고, 그에 따라 몸 상태도 나빠져만 갔다.

어찌 보면 밀가루와 설탕과 기름에 중독되었던 아픈 지난날들이 이렇게 식생활의 중요성을 외쳐대는 오늘의 나로 변화하게 했는지도 모를 일이다.

나에게 배추 장다리가 잊지 못할 맛으로 남아 있는 것처럼 누구나 기억을 더듬어보면 어릴 적 먹던 잊지 못할 음식이 하나둘쯤 있을 것이다. 그것이 때로는 향수로 남아 있기도 하고, 때로는 가난했던 과거와 맞물려 떠올리기조차 싫은 맛으로 남아 있을 수도 있다.

우리 삶에 있어서 어린 시절 갖게 되는 음식에 대한 기억은 아주 중요하다. 몸에 좋다고 하면 무엇이든 마다하지 않고 먹는 시대이기 때문에 더욱 그러하다. 60~70년대에 어린 시절을 보내고 지금 부모가 되어 있는 세대들은 이것을 몸으로 느끼고 있다. 머리로는 아무리 잡곡밥과 채식 위주의 식단이 몸에 좋다는 것을 알고 있어도, 꽁보리밥이나 나물 위주의 밥상을 생각하면 가난과 배곯던 아픔이 떠올라 잘살게 된 현재에 그것들을 다시 먹는 것을 온 몸으로 거부하게 된다.

그렇기 때문에 어린 시절부터 음식에 대해 좋은 기억을 가지고 밥이 가지는 의미에 대해 함께 생각해볼 필요가 있다. 어린 시절에 갖는 밥상머리에 대한 기억과 경험이 평생의 식생활 습관을 좌우할 수 있기 때문이다.

우선 아이들이 밥을 먹는 시간 자체가 즐거울 수 있도록 분위기를 만들어야 한다. 또한 식사시간이 온가족이 밥상에 둘러앉아 매일 우리가 먹는 음식들이 어떻게 만들어지고, 어떤 경로를 통해 밥상에 오르며, 우리 몸에 어떤 작용을 하는지에 대해서도 이야기할 수 있는 자리가 되도록 해야 한다. 그런 과정을 통해 아이들은 자연스레 음식의 소중함과 삶에 대해 감사하는 마음을 키워나갈 수 있다.

어떤 음식이 왜 몸에 나쁜지를 알게 되면 아이들도 더 이상 그 음식을 먹기를 고집하지 않는다. 몸에 좋은 음식, 몸에 나쁜 음식을 아이들에게 가르치는 것은 어른들이 당연히 해야 할 일이다. 사람의 건강보다는 돈만 벌면 된다는 장사꾼들에 의한 유해식품이 범람하는 요즘같은 세상에서는 이런 교육이 더욱 중요해진다.

아이들에게 올바른 식생활에 대해 가르치는 것은 삶의 기본을 가르치는 것이나 마찬가지이다. 식사시간을 기다리지도 즐거워하지도 않고, 밥을 먹으면서도 신경은 텔레비전에 가 있는 아이들을 만든 것은 다름 아닌 어른들이다.

우리는 다른 생명체를 먹으며 우리의 생명을 이어간다. 밥을 먹는다는 것은 자신의 생명에 대해 깨닫고 함께 밥을 먹는 서로의 마음을 나누며 삶을 공유하는 과정이다. 그 과정에서 우리는 모든 생명은 존귀하며 개인의 삶은 타 생명과의 공존 안에서 가능하다는 공동체 의식과 인간과 자연의 공존에 대해서도 배울 수 있다.

이처럼 밥은 곧 생명이고 나눔이라는 사실을 우리 아이들이 기억할 수 있도록 하자. 그렇게 우리 아이들이 어린 시절 갖게 된 밥상에 대한 기억은 곧 삶의 지침이 될 수 있다. 그러기 위해서는 어른들이 먼저 밥상에 대한 생각을 재정리할 필요가 있다.

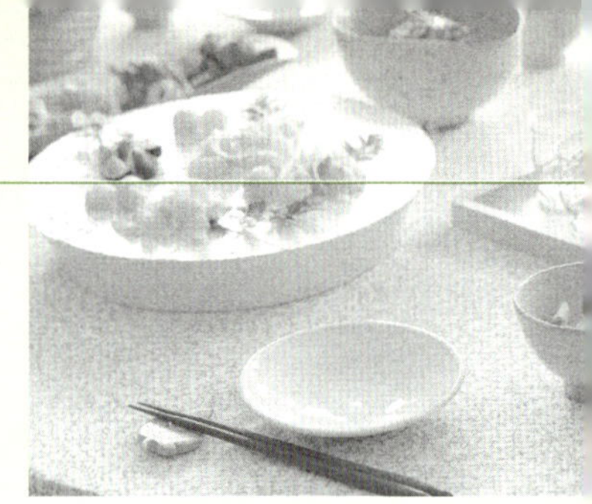

아이들의 천국으로 변해버린 슈퍼마켓

간혹 외국으로 이민 간 사람들과 이야기를 나누다보면 비슷한 이야기를 듣곤 한다. 외국의 슈퍼마켓이 우리나라와 같지 않다고 아이들의 불만이 대단하다는 것이다. 무슨 이야기인고 하니 우리나라 슈퍼마켓에서는 어디서든 볼 수 있는 아이들을 유혹하는 여러 알록달록한 먹을거리들이 외국 슈퍼마켓에서는 찾아볼 수 없다는 이야기이다.

외국의 슈퍼마켓과 비교해보면 우리나라의 슈퍼마켓이 정말 대단하다는 것을 새삼 느끼게 된다. 계산대 가까운 곳에는 큰 곳이든 작은 곳이든 가리지 않고 아이들의 혀를 유혹하는 상품들이 치밀한 계산아래 진열되어 있다.

개중에는 비위생적인 환경에서 생산된 제품, 색소와 설탕과 온갖 첨가제가 들어가 있는 제품들도 버젓이 팔리고 있다. 그런 제품들은 먹을거리에 대해 올바른 지식을 갖지 못한 아이들을 혀끝에서 느껴지는 맛으로 사로잡고, 엄마들은 아이들의 간절한 조름을 이길 재간이 없다.

한때 아이들 사이에서 '피○○빵' 시리즈 제품이 유행한 적이 있다. 그런데 아이들이 그 빵을 사는 것은 빵이 맛있어서라기보다는 그 안에 들어 있는 스티커를 모으기 위해서였다. 그래서 500원이나 주고 산 빵을 스티커만 꺼내고는 봉지채로 쓰레기통에 버리는 아이들이 부지기수였다. 아이들에게 진정한 먹을거리를 선사하기보다는 돈벌이의 대상으로만 여기는 장사꾼들과 먹을거리를 소중하게 여기지 못하는 아이들의 현실이 가슴아플 뿐이다.

우리 아이들은 오늘도 온갖 화학물질로 뒤범벅이 된 음식을 먹고 있다. 그리고 아이들이 그런 음식에 눈뜨고 눈멀게 하는 곳이 바로 우리나라의 슈퍼마켓이다.

아이들은 정성으로 키워야 한다. 아이들을 양육하면서 부족한 엄마의 정성을 결코 돈으로 해결하려 해서는 안 될 일이다. 성장기 아이들의 시간은 육체적으로나 정신적으로나 모두 소중하기만 한 시간이다. 그런 소중한 시간의 틈을 잠깐의 편의를 위해서 돈으로 메우는 것은 아이들의 앞으로의 삶에 결코 좋은 작용을 하지 않는다.

또한 아직 돈의 가치나, 규모 있고 올바르게 돈을 쓰는 방법을 배우거나 훈련받지 못한 아이들에게 먹고 싶은 것 사먹으라고 손에 돈을 쥐어주는 것은 위험한 일이다. 그런 상황이 반복 될수록 아이들은 돈의 올바른 사용법에서 멀어지게 된다.

어느새 아이들에겐 먹고 싶은 것은 무엇이든 사먹을 수 있는 천국같은 곳으로 변해버린 슈퍼마켓에서 우리 아이들을 지켜야 한다.

특히 대형 할인점에서 온가족이 함께 쇼핑하는 문화가 자리 잡은 지금, 그것이 아이들에게 끼치는 영향에 대해서도 생각해 봐야 한다. 수많은 상품 속에서 끝없는 소비의 욕구만을 키우는 문화에 익숙해지는 것은 위험하게만 느껴진다. 물론 가족이 함께하는 것은 좋은 일이지만, 그 자리가 무분별한 욕심만을 키우는 자리가 된다면 아이에게 결코 좋은 시간이라 할 수 없을 것이다.

쇼핑하면서 소비하는 법보다는 땀흘리며 수확하는 기쁨을 먼저 가르쳐야 하지 않을까? 또한 슈퍼마켓에서 간편하게 먹을거리를 해결할 수 있는 방법보다는 음식의 소중함과 몸이 좋아하고 원하는 음식과 그렇지 않은 음식을 구별할 수 있는 방법부터 가르쳐야 한다. 그것이 더 아이들을 위하는 길이라는 것은 두말할 필요가 없다. 그러기 위해서는 어른들이 먼저 똑똑해져야 한다.

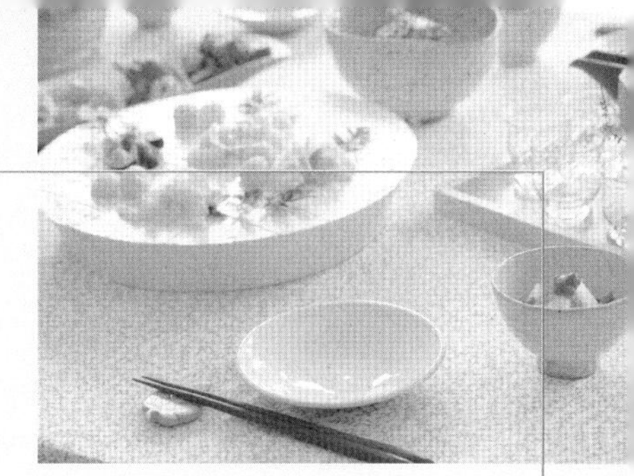

패밀리 레스토랑은 해답이 아니다

십여 년 전만 해도 낯설기 그지없던 패밀리 레스토랑에서 가족들이 외식을 즐기는 풍경은 이제 일상의 평범한 모습이 되어버렸다. 요즘 아이들은 가족끼리 외식이라도 할라치면 으레 패밀리 레스토랑을 떠올리곤 한다. 이것은 부모들도 마찬가지이다. 패밀리 레스토랑에서 온가족이 함께 맛있는 것을 먹는 것이 또 하나의 즐거움이 되어버린 것이다.

특별한 날일수록 패밀리 레스토랑에서 한 끼 식사하는 것은 빼놓을 수 없는 코스이다. 특별한 의미가 있는 날 어디가 됐든 온가족이 둘러앉아 한 끼 식사를 맛있게 먹을 수 있다면 그것은 좋은 일이다.

하지만 패밀리 레스토랑에 가는 것이 생활의 일부가 되고 습관이 되면 아이들은 그것을 행복이라 여기며 먹는 것의 진정한 의미를 잃어버리고 혀로 느끼는 맛과 향, 눈이 즐거운 먹을거리에만 빠져들게 된다. 이 또한 가슴아픈 일이다.

그러면서 음식을 음식으로서 선택하기보다는 소비의 대상으로 선택하게 된다. 갈수록 젊은 사람들의 소비행위가 물질의 용도나 현실적 필요성보다는 상품의 이미지에 의해 좌우되는 경향이 짙어지고 있다.

이런 경향이 음식 선택에서도 나타나는 것이다. 음식을 이미지라는 기준으로 선택하는 것은 더욱 심각한 문제를 야기할 수 있다. 이처럼 소비의 기준이 바뀌면 과소비로 이어질 가능성이 클 뿐만 아니라 음식과 관련해서는 심각한 건강상의 장애를 불러올 수 있다.

예전에는 아이들의 생일에 액운을 쫓기 위해 수수팥떡을 빚어주곤 했지만 그런 모습은 이제 더 이상 찾아볼 수 없다. 생일같은 특별한 날에는 패밀리 레스토랑에서 생일파티를 여는 것을 최고의 행복으로 아는 아이들에게 수수팥떡과 같은 옛날 이야기는 아무 의미가 없다.

아이들이 패밀리 레스토랑에서 느끼는 행복은 음식을 먹고 생명을 나누는 근원적 행위보다는 자신이 기대한 이미지를 만족시키는 일시적 행복감에 지나지 않는다.

그래서 아이들은 생일날 엄마가 집에서 정성껏 만들어준 음식이 아니라 밖에서 돈을 주고 산 음식을 먹어야 행복하다고 느낀다. 패스트푸드점에서 햄버거를 앞에 놓고 생일파티를 하는 아이들은 얼마나 많은가? 또한 밖에 나가지 않고 집안에서 생일파티를 연다 해도 상위에 올려지는 음식은 배달시킨 피자와 치킨, 케이크, 아이스크림, 콜라와 같은 것들이다. 그런 것들이 있어야만 아이들은 환호성을 지르며 만족한다.

이렇게 된 데는 엄마들의 잘못이 크다. 아이들이 원한다는 이유를 내세워 거기에 자신의 편의를 덧붙여서 패밀리 레스토랑에서 생일파티를 열어주거나, 돈을 주고 사온 음식으로 생일상을 차려주는 것으로 생일을 잘 치러줬다고 안도했기 때문이다. 그러면서 우리의 아이들은 집에서 왕자나 공주처럼 대접받는 것에 익숙해져 어느새 자신밖에 모르는 왕자병, 공주병을 키워가고 있는지도 모른다.

아이들은 소중하다. 그러나 소중하다고 해서 가족의 중심을 아이에게 맞추면 아이는 자기 자신을 중심으로 세상이 돌아가야 한다고 여기게 된다. 그것은 결코 아이를 위한 일이 아니다. 가족의 중심은 어디까지나 부부이다. 아이들은 부모의 삶을 통해 세상과 마주하게 된다. 따라서 아이들이 보다 다양한 세상의 가치를 접할 수 있도록 해주는 것이야말로 부모가 할 수 있는 최선의 역할이다.

생일날 패밀리 레스토랑에 데려가는 것만으로 아이에게 보상하려 하지 말자. 패밀리 레스토랑은 아이의 삶에 결코 해답이 될 수 없기 때문이다. 눈에 보이지 않는 보다 소중한 것들이 우리 삶에 있음을 먼저 아이들에게 알려주도록 하자.

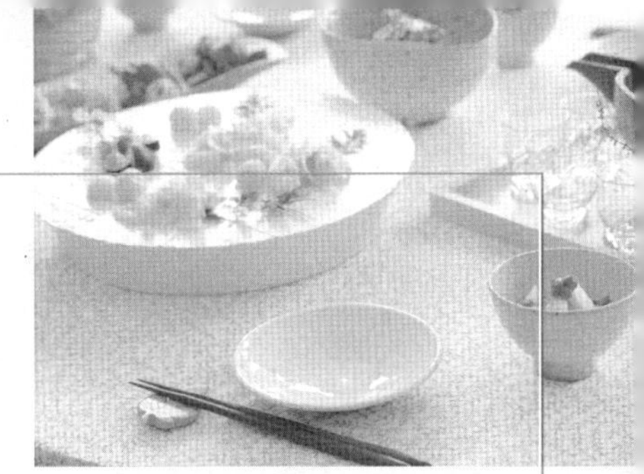

학교급식 이대로는 안 된다

학교에서 급식이 실시되면서 엄마들은 더 이상 도시락을 싸지 않아도 좋게 되었다. 매일 아침마다 도시락을 싸야 하는 귀찮음 대신 당번을 정해 아이들의 급식을 배식하기 위해 학교에 다녀오면 된다. 이것마저도 저학년에 국한된 이야기이다. 이런 급식은 엄마들의 도시락 반찬 걱정과 번잡한 아침 일을 덜어주기 때문에 많은 엄마들이 두 손 들어 환영한다.

또한 급식은 성장기 아이들에게 좋은 식단으로 식사를 제공해 성장에 필요한 영양을 제공하려는 목적도 있다. 그래서 급식을 실시하는 학교에는 균형 잡힌 식단을 마련하기 위해 영양사가 일하고 있다. 그러니 엄마들은 자신이 정성껏 싸준 도시락보다 전문가에 의한 학교급식이 훨씬 좋을 것이라 믿는다.

더불어 단체생활 속에서 실시되는 급식을 통해 아이들은 다양한 음식을 경험하며 올바른 식습관을 형성할 수 있게 된다.

급식이 결식아동의 수를 줄이는 것 역시 급식의 긍정적인 측면이라 할 수 있다.

그런데 이처럼 긍정적인 역할을 해야 할 급식의 현재 모습은 과연 어떨까? 먹을거리의 중요성을 어느 정도 인식하고 안 좋은 음식을 아이들에게 먹이지 않기 위해 평소에 고민하며 노력하는 엄마들은 배식 당번 날 학교에 다녀오면 여태까지 자신의 노력이 물거품이 된 듯해 맥이 탁 풀린다고 한다. 집에서 아무리 안 좋은 음식을 주지 않아도 밖에서, 그것도 학교급식에서 아이들이 안 좋은 음식을 먹는 모습을 보니 그럴 수밖에 없다.

학교급식의 식단은 보통 연령에 따른 각 영양소의 섭취량과 칼로리를 중심으로 구성된다. 그런데 그러한 식단구성이 과연 아이들에게 정말로 좋은 것인지 돌아볼 필요가 있다. 학교 급식에는 각종 육류와 튀김 음식들이 빠지지 않고 들어 있다. 영양소 분류에 따라 핫도그 하나가 턱 하니 올라오는 경우도 있다.

더구나 학교급식에 사용되는 식품재료 중 냉동식품과 인스턴트식품의 비율은 70%에 달한다. 또한 화학조미료도 별다른 기준 없이 과다하게 사용되고 있다. 이것은 도저히 아이들이 올바른 식습관을 형성하는 데 도움이 되는 식단이라고 할 수 없다.

보통 엄마들은 학교에는 전문 영양사가 있기 때문에 아이들에게 안전한 식단이 구성될 것이라고 믿는데 물론 그런 학교도 있지만, 현재는 그렇지 못한 학교가 더 많은 것이 사실이다. 때문에 냉동식품, 인스턴트식품, 화학조미료로 범벅된 학교급식을 보면서 엄마들은 실망하며 안전한 밥상을 위한 노력을 포기하고 싶은 생각마저 하게 되는 것이다.

하지만 마냥 실망하고만 있을 수는 없는 일이다. 평소 자연적인 식사에 혀가 충분히 길들여져 있으면 아무리 아이일지라도 안 좋은 음식을 많이 먹지 않게 된다. 몸에 좋은 음식에 익숙하기 때문에 안 좋은 음식을 몸이 받아들이지 않는 것이다.

학교급식이 성장하는 아이들에게 다양한 음식을 접하는 좋은 밥상이 되기 위해서는 먼저 영양사들의 고민이 필요하다. 음식을 단순하게 5대 영양소로만 분류해서는 정말 아이들의 건강에 좋은 밥상을 만들 수 없기 때문이다. 또한 엄마들 역시 집뿐만 아니라 밖에서 아이들이 어떤 먹을거리와 만나고 있는지 항상 관심을 가지고 어린 시절에 올바른 식습관을 형성할 수 있도록 이끌어줘야만 한다.

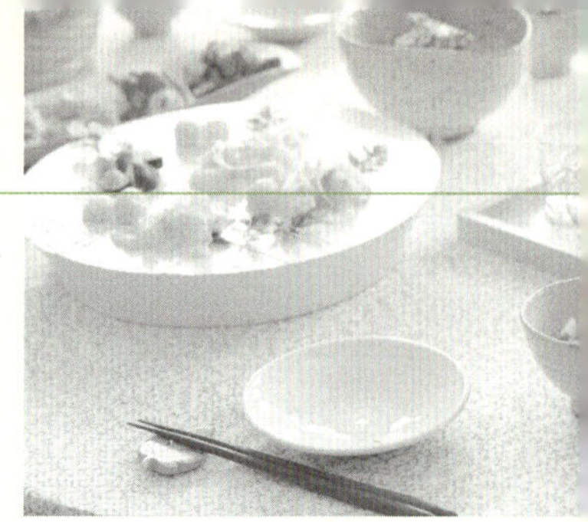

저혈당증을 일으키는 빵과 콘플레이크

그렇다면 집에서 아이들이 늘 마주하는 밥상은 어떨까? 예전에는 엄마들이 아침에는 밥을 꼭 먹어야 한다며 학교에 늦었다는 아이들이 밥을 먹지 않으려 해도 한 숟가락이라도 더 먹이려고 했다. 그러나 요즘은 아침을 거르는 아이들이 많고, 먹는다 해도 빵이나 콘플레이크와 우유로 대신하는 경우가 대부분이다. 아침에 밥을 먹고 학교에 가는 아이를 찾아보기 힘들게 된 것이다.

그렇다면 현대사회가 추구하는 간편함으로 아침 밥상에서 밥을 밀어내고 그 자리를 차지한 빵과 콘플레이크는 과연 안전한 먹을거리일까? 우선 아침에 우리가 먹는 빵은 대부분 태평양을 건너온 수입밀가루로 만들어지고 있다. 앞서도 언급했지만 수입밀가루에는 방부제와 표백제가 다량 들어 있다.

또한 수입옥수수로 만들어지는 콘플레이크 역시 설탕과 감미료로 뒤범벅된 것이라 할 수 있다. 옥수수로 만들어져 풍부한 영양을 갖고 있을 거라 여겼던 콘플레이크가 광고와는 다르게 완벽한 식품이 아니라는 것을 알고서도 그것으로 아이의 아침을 대신하려는 부모는 없을 것이다.

우리의 건강은 어느 한 가지 요소에 의해 좌우되는 것은 아니지만 올바른 식생활은 건강하기 위한 기본이라 할 수 있다. 특히 어린 시절에 형성되는 식습관은 평생의 건강을 좌우할 수도 있기 때문에 더 중요하다. 어린 시절 아침마다 방부제와 설탕과 감미료로 범벅된 빵이나 콘플레이크를 먹은 아이와 씨눈과 껍질의 영양을 그대로 갖고 있는 통곡이 들어간 현미잡곡밥을 먹은 아이의 건강 상태는 분명 다르다는 점을 알아야 한다.

또한 아침식사는 아이들이 활기찬 하루를 보낼 수 있을지를 결정한다. 아침을 거른 아이들이 학교에서 활기찬 모습을 보이기는 힘들다. 아침에 못 일어나는 아이들일수록 아침을 거르기 쉬운데, 늦게 자기 때문에 아침에 못 일어날 수도 있지만 계속해서 그런 현상이 지속되면 저혈당증을 의심해볼 수 있다.

우리 몸은 혈당이 떨어지면 꼼짝할 수 없게 된다. 혈당이 자꾸 떨어지거나 떨어진 혈당을 몸 안에서 조절해 올리지 못하는 것은 몸의 내부기관들이 제대로 작동하지 않는다는 이야기이다. 이런 아이들일수록 아침식사에 신경을 써야 한다. 아침에 섬유질이 풍부한 식사를 해야 혈당을 정상수치로 유지할 수 있다. 아침에 제대로 식사를 하지 않으면 점심을 먹기 전까지 혈당을 제대로 유지하지 못해 집중해서 공부를 할 수 없게 된다. 그런 측면에서 아침식사는 학업성적과도 연결된다고 할 수 있다.

저혈당증이 심각한 아이들은 산만하며 자신의 말과 행동을 잘 기억하지 못한다. 집에서는 냉장고 문을 수시로 열며 먹을 것을 찾곤 한다. 성장기 아이들의 저혈당증은 인성에도 영향을 미쳐 부모, 친구, 선생님과 갈등을 일으키기 쉽고, 비행이나 폭력에 빠지는 경우도 있다.

끼니를 거르고, 폭식하고, 급하게 먹고, 설탕과 같은 단순당질을 섭취하고, 도정과 정제로 섬유질이 결핍된 음식을 습관적으로 섭취하면 차츰 저혈당증이 심각해진다. 특히 단순당질로 범벅되고 섬유질이 결핍된 빵과 콘플레이크야말로 아이들이 일으키는 저혈당증의 주범이라 할 수 있다. 빵과 콘플레이크로 계속해서 아침식사를 하게 되면 지금 당장은 아무 문제가 없을지 몰라도 언젠가는 당과 관련한 대사에 문제가 발생하게 된다. 그 결과 당뇨, 비만, 정신분열을 일으킬 수도 있다.

아이들일지라도 자신의 건강을 위한 중요한 정보는 받아들이기 마련이다. 그래서 빵과 콘플레이크가 저혈당증을 일으키고,

저혈당증이 어떤 결과를 가져오는지 구체적으로 이해하게 되면 더 이상 빵이나 콘플레이크를 먹으려 하지 않는다. 적어도 먹는 양과 횟수를 스스로 조절하고자 하는 모습을 보인다. 단순히 몸에 안 좋으니 먹지 말라고 강요하기보다는, 무엇이 어째서 안 좋은지 아이들에게 구체적으로 설명하며 이해시키려는 노력이 필요하다.

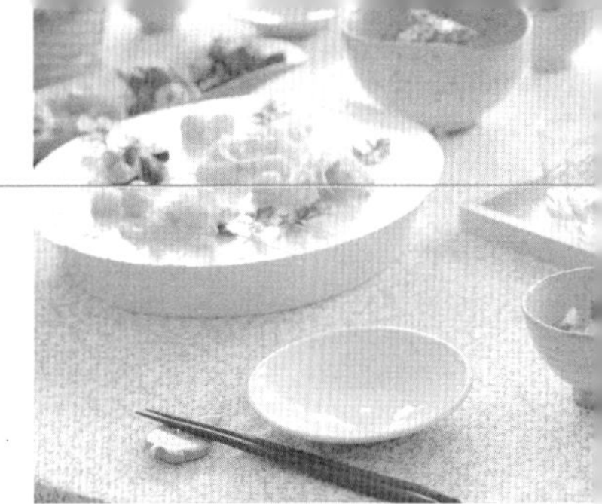

섬유질을 찾아볼 수 없는 아이들의 식사

아이들의 식사에서 갈수록 섬유질이 사라지고 있다. 부드러운 음식만을 좋아하다 보니 밥상에서 거칠게만 느껴지는 섬유질이 설 자리는 점점 없어지고 있는 형편이다.

하지만 섬유질은 우리 몸에서 아주 중요한 역할을 한다. 섬유질은 변의 양을 늘려 빨리 배변할 수 있게 도와주는데, 이런 배변작용은 우리 몸에서 음식찌꺼기, 독소, 대사 노폐물의 재흡수를 막고 빨리 배설하게 함으로써 혈액이 다시 오염되지 않게하는 역할을 한다. 오염물질이 배출되지 않고 몸에 계속 쌓여 있으면 피곤해지기 때문에 배변은 아주 중요하다.

또 섬유질은 유산균의 먹이가 되어 장내에 살고 있는 유익한 세균의 번식을 돕고, 대장균과 같은 유해한 세균의 번식을 억제한다. 이러한 과정에서 비타민과 아미노산의 장내 합성이 일부 이루어지기도 한다.

채소류는 잘 먹지 않고 고기만 좋아하는 아이는 변을 보면 냄새가 독하다. 또한 변비에 시달리고 방귀냄새도 독하다. 이는 섬유질을 섭취하지 않아 장내에 유산균이 번식할 만한 먹이가 없어 유해균을 억제하는 산성물질을 만들어내지 못하기 때문에 나타나는 문제이다. 장내에 유해균이 증식하면 변이나 방귀냄새가 독해진다. 이를 해결하기 위해서는 유산균 제품보다는 유산균의 먹이가 되는 자연 그대로의 섬유질을 많이 섭취하는 것이 더 좋다. 유산균은 먹이만 있으면 눈 깜짝할 사이에 수천 수만 마리로 증식한다. 하지만 먹이가 없으면 죽어버린다.

또한 장내에서 섬유질이 팽창하여 변비를 해소하고, 장내 생태계를 건강하게 하기 위해서는 반드시 충분한 양의 물을 섭취해야 한다는 것도 잊지 말자.

아이들이 복통을 호소하거나 맹장염에 걸린 경우, 섬유질이 결핍된 식사가 주원인인 경우가 많다. 장이 건강해야 하루가 편안하다. 이는 어른이건 아이이건 마찬가지이다. 아이들에게 장의 건강은 성장과 면역기능과도 관련이 있다. 이런 장의 건강을 유지하기 위해서 반드시 필요한 것이 바로 섬유질이다.

이처럼 우리 몸에 꼭 필요한 섬유질은 복합다당류로 당분의 흡수를 위와 장에서 서서히 조절하여 혈당을 안정적으로 유지시켜주는 역할도 한다. 그래서 안정적으로 에너지를 만들어낼 수 있게 한다. 또한 포도당을 에너지원으로 사용하는 뇌에 지속적으로 당분을 공급해 뇌가 정상적으로 활동하게 한다.

우리가 흔히 피곤할 때 사탕이나 초콜릿을 먹는 것은 뇌에 빨리 당분을 공급하기 위해서이다. 하지만 피곤하다고 해서 사탕이나 초콜릿을 일상적으로 먹게 되면 중독될 수도 있기 때문에 주의해야 한다.

설탕과 같은 단순당분은 소장의 점막에서 흡수가 빨리 이루어지는데, 그로 인해 갑자기 오른 혈당을 처리할 목적으로 인슐린이 대량 분비된다. 그러면 갑작스럽게 분비된 인슐린은 혈액 속의 당분을 빠른 속도로 처리하고, 혈액의 혈당은 떨어지게 된다. 배고플 때 단것을 급하게 먹을수록 더 빨리 배고픔을 느끼는 것은 이 때문이다.

이처럼 단순당분을 과다섭취하면 혈당이 급격하게 오른 후 다시 급격하게 떨어져, 아이들의 뇌로 공급되어야 할 포도당이 안정적으로 공급되지 못하게 된다. 그러면 몸에서 정신적·육체적 능력을 조절하는 메인컴퓨터 역할을 하는 뇌가 제 역할을 하지 못하게 된다. 그 결과 아이들은 집중력도 떨어지고 안절부절못하며 신경질과 짜증을 내게 된다.

처음에는 단순당분 과다섭취에 의한 일시적인 증상으로 나타나지만, 나중에는 음식의 양과는 상관없이 췌장의 자극에 의해 인슐린이 과다하게 분비되는 고인슐린혈증 상태에 빠져 저혈당 상태가 만성화될 수도 있다. 그렇게 되면 아이는 자신의 행동을 통제할 수 없는 상황에까지 이르게 된다.

도정과 정제, 가공을 적게 해 섬유질과 영양이 풍부한 자연식품은 아이들의 몸뿐만 아니라 정신의 성장에도 좋은 영향을 가져온다는 점을 기억하자. 섬유질이 풍부한 음식으로는 현미를 비롯한 통곡의 잡곡과 다시마·미역·파래·김과 같은 해조류, 그리고 버섯류와 우엉·연근·도라지·더덕과 같은 뿌리채소, 콩류식품 등을 들 수 있다.

섬유질은 음식의 맛을 떨어뜨리거나 영양의 흡수를 방해하거나 위장의 기능을 떨어뜨리는 불필요한 성분이 아니다. 우리 몸은 수천 년이라는 시간에 걸쳐 섬유질이 많은 음식을 먹어왔기 때문에 섬유질에 익숙하다. 혀에서 느껴지는 거친 질감이야말로 우리 몸에 반드시 필요한 것이다. 섬유질이 결핍되면 소화, 흡수, 대사, 배설과 같은 작용을 정상 수준에서 제대로 유지할 수 없다. 하루에 섬유질을 충분히 섭취하기 위해서는 무엇보다 먼저 밥을 통곡식으로 바꾸는 것이 중요하다.

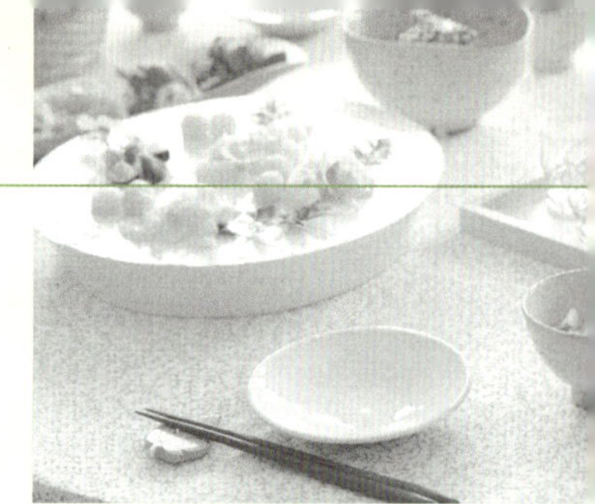

주식의 자리를 대신하는 간식

몇십 년 전만 해도 하루에 삼시 세 끼 먹기도 힘들었지만 요즘 아이들은 간식까지 먹는다. 아이들에게 간식을 먹는 즐거움은 자못 크다. 그리고 밥을 잘 안 먹는 아이일수록 간식을 찾는다.

또한 하루종일 학교와 각종 학원에 시달리는 아이들이 안쓰러운 마음에 엄마들은 더욱 간식을 준비하곤 한다. 미처 식사를 준비하지 못해, 아이가 늦게 일어나서, 아이가 배고파서, 밤늦게까지 힘들게 공부하는 아이에게 도움이 될까 해서 등등 아이들에게 간식을 주어야 할 이유는 너무나 많기만 하다.

그런데 문제는 어디까지나 식사 중간에 먹는 간식이어야 할 것이 이제 주식의 자리까지 넘보고 있다는 데 있다. 보통 세 끼 식사는 많이 씹어야 하는 음식들, 제철마다 다양하게 제공되는 음식들, 그리 달지 않지만 제 맛을 내는 음식들로 이루어지기 마련이다. 하지만 간식은 식사 중간에 가볍게 먹는 것이기 때문에 부드럽고 달콤하고 먹기 편한 것들이 많다. 이런 점 때문에 간식에 쉽게 길들여지고 간식을 과식할 수 있는 소지가 많다.

그래서 아이들은 부드럽고 달콤하고 먹기 편한 간식을 먹고 나면 밥을 잘 먹으려 하지 않는다. 식사량이 적은 아이일수록 더 심하다. 간식을 먹었기 때문에 밥맛을 잃은 것이다.

아이들이 밥을 잘 먹지 않으면 무엇이라도 먹여야 한다는 생각에 간식을 챙겨주는 엄마들이 많은데 이것은 아주 위험한 생각이다. 식사를 적게 하면 성장기에 필요한 영양을 충분히 공급받을 수 없게 된다. 그런데 간식을 통해서는 필요한 영양을 제대로 공급받을 수 없다. 오히려 간식은 빨리 먹고 씹지 않는 습관, 편식하는 습관을 키우기만 한다. 뭐든 먹어서 배만 부른 것은 결코 올바른 식생활이 아니다.

간식은 어디까지나 간식이어야 한다. 밥을 제대로 먹지 않고 간식을 해서는 안 될 것이다. 따라서 간식을 입에 달고 살며 밥을 찾지 않는 아이일수록 더욱 밥을 줘야 한다.

한편 활동량이 많은 성장기의 아이들은 에너지를 비축할 수 있는 능력이 적기 때문에 식사 중간에 약간의 간식을 통해 에너지를 보충하는 것이 필요할 수도 있다. 하지만 모든 아이들이 꼭 간식을 통해 에너지를 보충해야 하는 것은 아니다. 세 끼 식사만으로 충분한 아이도 있다.

요즘은 아이들뿐만 아니라 어른들도 간식에 익숙하다. 그래

성장기 아이들에게 간식을 꼭 줘야 한다면 약간의 과일, 찐 고구마나 감자, 견과류나 씨앗류 등을 주는 것이 좋다.

서 어른들 중에서도 하루 종일 무언가를 입에 달고 사는 사람들을 보게 된다.

이처럼 간식을 즐기는 사람은 단순히 습관적으로 무언가를 씹어야 하는 사람과 혈당이 안정적으로 유지되지 못해 지속적으로 허기를 느끼는 사람으로 나눠볼 수 있다. 어찌 됐든 두 경우 모두 위장은 쉴 새 없이 일해야만 한다. 또한 지속적으로 유입된 당분을 처리하기 위해 췌장 역시 계속해서 인슐린을 분비해야 하기 때문에 혹사당할 수밖에 없다.

입에 음식을 달고 사는 사람, 무엇인가를 항상 먹고 있는 사람은 인슐린의 과도한 분비가 촉진되어 살이 찌는 체질이 되어 버린다. 그러나 체중의 증가가 단순히 비만으로 끝나는 것이 아니라 췌장을 혹사시킨 대가로 당뇨병에 걸리기도 하고 정신분열증을 비롯한 다양한 만성질환을 일으킬 수 있다는 데 더 큰 문제가 있다.

때문에 아이든 어른이든 간식을 먹는 습관은 좋지 않다. 성장기 아이들에게 간식을 꼭 줘야 한다면 약간의 과일, 찐 고구마나 감자, 견과류나 씨앗류 등을 주는 것이 좋고, 무엇을 먹더라도 다음 끼니에 영향을 미치지 않을 정도이어야 한다. 이것은 어른도 마찬가지이다.

또한 꼭 활동량이 많고 에너지 소모량이 많아서 간식을 찾게 되는 것은 아니라는 점을 기억하자. 도정되고 가공된 단순당질 식품으로 차려진 식사를 하는 것이 간식을 찾게 하는 원인이 되기도 한다. 단순당질의 식사를 하게 되면 혈당을 유지할 수 없고 쉬 배가 고파지기 때문에 간식을 찾을 수밖에 없다.

때문에 섬유질이 풍부한 식사를 하면 자연스레 간식에 대한 생각이 사라지게 된다. 따라서 간식을 줄이거나 먹지 않기 위해서는 정제당분이 배제된 섬유질이 풍부한 자연 상태의 음식으로 든든하게 세 끼 식사를 해야 한다. 필수지방산과 단백질을 적절히 공급하며 섬유질이 풍부한 식사는 혈당을 안정적으로 유지시켜준다. 그러면 에너지가 안정적으로 생산되기 때문에 식사 중간에 허기를 느끼지 않게 된다.

성장기 아이이기 때문에 간식을 주어야 한다고 생각하는 엄마들이 있는데 이것은 결국 변명에 지나지 않는다. 제대로 된 밥상을 아이에게 차려줄 수 없는 엄마, 손쉽게 한 끼를 해결하고 싶은 엄마, 굳이 밥이 아니어도 뭐든 먹어서 배만 부르면 된다고 생각하는 엄마일수록 부드럽고 달콤하고 먹기 편한 간식만을 아이에게 먹인다. 그러나 별 생각 없이 주는 간식은 밥을 안 먹는 아이를 만들 뿐이다.

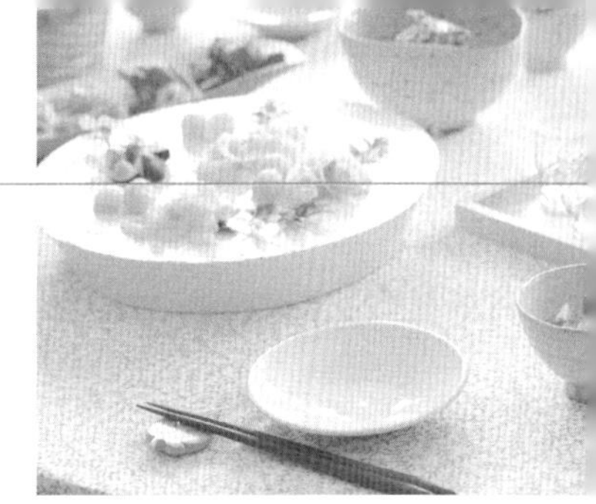

인스턴트와 가공식품의 끝없는 유혹

불갈비햄, 런천미트, 치즈, 수프, 피자, 콘플레이크, 빵과 과자……. 현재 우리의 밥상에서 쉽게 찾아볼 수 있는 것들이다. 이제 아이들의 간식을 넘어서 반찬과 주식까지도 인스턴트와 가공식품이 그 자리를 차지하고 있는 현실이다. 또한 인스턴트와 가공식품에 익숙해진 아이들은 그것이 밥상에 오르지 않으면 밥 먹기를 거부하기도 한다.

넘쳐나는 인스턴트와 가공식품 속에서 도대체 아이들에게 무엇을 먹이고, 무엇을 먹이지 말아야 할 것인지 엄마들은 끊임없이 고민하게 된다. 무엇 때문에 우리는 인스턴트와 가공식품에 대해 염려하는 것일까?

우선 인스턴트와 가공식품은 도정이나 정제과정에서 당분대사를 안정적으로 조절하는 섬유질과, 대사 영양소인 비타민과 미네랄이 거의 제거되는 것이 문제이다. 통밀이나 현미는 도정과 정제 과정에서 20여 가지의 필수영양소가 제거될 뿐만 아니라 비타민과 미네랄도 16∼95% 유실된다고 한다. 그렇기 때문에 인스턴트와 가공식품은 겉보기에는 그럴싸해 보여도 칼로리만 있고 영양은 없는 불완전한 식품이라고 할 수 있다.

다음으로는 인스턴트와 가공식품에 첨가되는 식품첨가물의 양과 종류가 심각한 수준에 이르렀다는 점을 들 수 있다. 방부를 목적으로 첨가하는 합성보존료, 색깔과 향을 유지하기 위한 발색제와 향료, 맛을 내기 위한 화학조미료 등 인체에 하나도 좋을 것 없는 첨가물들이 들어가 있다. 그래서 인스턴트와 가공식품을 먹으면 우리는 고스란히 그런 식품첨가물까지도 먹게 된다.

이런 식품첨가물들은 우리 몸의 대사과정을 교란시킨다. 또한 개중에는 발암물질로 작용하는 것들도 있다. 그런데도 우리나라의 경우 식품에 사용된 식품첨가물을 완전 표기하지 않아도 상품으로서 버젓이 진열되어 팔리고 있다. 어쩌면 내일 당장 인체에 위험하다고 해서 사용이 중단될지도 모르는 화학물질들을 우리는 매일 먹고 있는 셈이다.

셋째로는 보이지 않는 소금이 문제이다. 인스턴트와 가공식품에는 글루탐산나트륨, 아질산나트륨 등과 같은 나트륨이 많이 함유되어 있다. 글루탐산나트륨, 아질산나트륨 등과 같은 첨가물에 함유된 나트륨은 소금을 섭취했을 경우와 똑같은 경로로 미네랄의 균형을 깨뜨린다. 때문에 인스턴트와 가공식품을 많이 먹게 되면 자신도 모르는 새에 소금을 과다섭취한 것과 같은 결과를 가져오게 된다.

마지막으로는 지방 변질의 우려이다. 가공 도중에 첨가되는 불포화지방산(식물성 기름)은 열과 압력, 유통과정 중에 산화되어 과산화지질이라는 강력한 발암물질을 생성한다. 또한 트랜스형 지방산으로 변해 신체의 기능을 교란시키기도 한다. 라면, 과자 등에 많이 사용되는 식물성 팜유는 원료만 식물성일 뿐 동물성의 고체지방인 포화지방산이 주성분이라는 것도 문제이다.

인스턴트와 가공식품은 어디까지나 조리가 불가능하거나 급하게 음식 문제를 해결해야 할 때 불가피하게 먹는 음식에 머물러야 한다. 그렇지 않고 위와 같은 문제를 안고 있는 인스턴트와 가공식품이 주식의 자리를 대신하게 되면 우리의 건강은 치명타를 입을 수밖에 없다. 성장기 아이들의 경우에는 문제가 더 심각해진다.

다양한 영양소를 골고루 섭취해야 할 성장기 아이들에게 혀 끝에서 느껴지는 달콤한 맛과 향, 그리고 칼로리만이 있는 인스턴트와 가공식품이 간식과 반찬과 주식으로 주어진다는 것은 나중에 어떤 결과를 불러올지 상상하기조차 두려운 일이다. 인스턴트와 가공식품을 어느 정도 섭취하는가는 아이의 건강과 생명에 직접적으로 연결된 문제이기 때문이다.

그러나 다행스러운 것은 자연식을 계속 하게 되면 아이들도 생명활동에 관련이 없는 화학물질들에 대해 거부반응을 일으키게 된다는 사실이다. 자연 상태의 음식을 통해 인간이 가진 본래의 미각을 회복할 수 있기 때문이다. 따라서 인스턴트와 가공식품이 범람하는 등 먹을거리의 오염이 심각한 현재 우리 아이들이 자연식을 먹을 수 있도록 하는 것, 그래서 아이들이 자연적인 미각을 회복해 스스로를 지켜낼 수 있도록 하는 것이야말로 부모가 그 무엇보다 가장 먼저 자식에게 주어야 할 선물이라 할 수 있다.

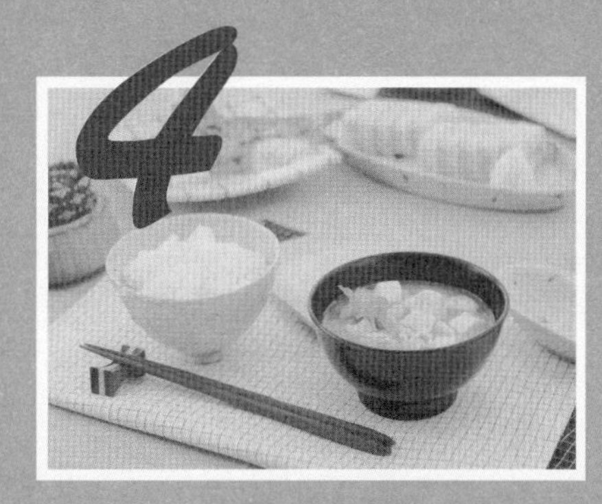

잘못된 식생활로
신음하는 아이들

오히려 통곡과 잡곡을 주로 먹던 시절에는 중금속의 만성적인 중독증상이나 성인병의 유병률은 아주 낮았다는 사실이 중요하다. 중금속과 다이옥신 등 환경오염 물질이 넘쳐나는 현대 사회에서 현미잡곡과 같은 통곡식의 식사가 갖는 중요성은 결코 간과될 수 없다. 세계 곳곳의 전통적인 장수촌을 보면 모두 자연적인 통곡식을 먹고 있다는 점을 발견하게 된다.

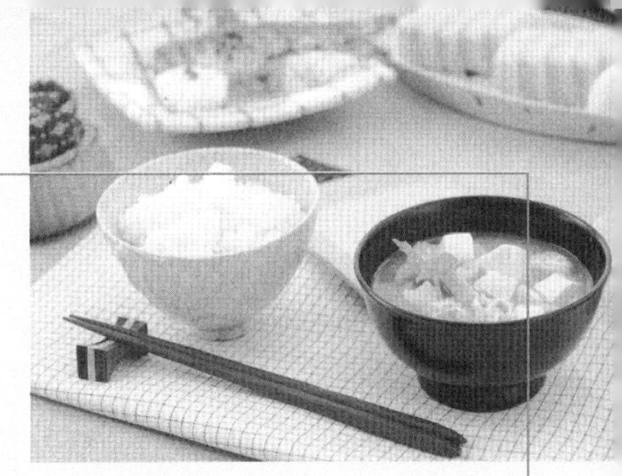

씹지 않고 음식을 삼키는 아이들

요즘은 음식을 먹을 때 씹지 않고 음식을 삼키는 아이들이 많다. 도통 씹으려고 하지 않는 것이다. 어쩌면 제대로 씹어서 먹을 수 있는 음식이 아이들에게 주어지지 않고 있다고 하는 것이 더 정확한 표현일지도 모른다. 이렇게 아이들이 씹지 않고 음식을 먹게 되는 것은 이유과정을 잘못 보냈기 때문이다.

갓난아이는 모유나 분유를 먹으며 성장하게 된다. 그리고 6개월부터 돌 무렵까지 이유식을 행하게 되는데, 이것은 앞으로 먹게 될 밥과 반찬에 대한 훈련과정이라 할 수 있다. 때문에 이유식을 하는 동안 다양한 음식을 접하며 음식물을 씹고 넘기고 위의 용적을 늘리는 훈련을 서서히 하게 된다.

그런데 요즘 젊은 엄마들은 집에서 이유식을 만들어 먹이지 않는다. 대부분 시중에서 판매되는 이유식을 이용한다. 게다가 시판되는 이유식도 떠먹이지 않고, 젖병에 넣어서 빨아먹게 한다. 젖병에 넣어서 빨아먹게 하는 것이 떠먹이는 것보다 더 편하기도 하고, 더 많이 먹일 수 있다고 생각하기 때문이다. 하지만 이것은 잘못된 생각이다. 이렇게 젖병에 넣어서 빨아먹게 하면 생애 처음으로 접하는 씹는 훈련을 할 수 있는 기회를 놓쳐 버리게 된다.

게다가 시판되는 이유식의 문제는 단순히 씹는 훈련을 하지 못하게 하는 데서 끝나지 않는다. 이유식에 포함된 설탕은 무려 23%에 달한다. 또한 아이들에게 이유식을 하면서 자주 먹이는 떠먹는 요구르트와 주스에도 역시 다량의 설탕이 포함되어 있다. 광고에서는 무설탕, 무가당이라고 선전하지만, 사실 그 속에 들어 있는 포도당이나 액상과당 역시 설탕과 같은 것이다. 이처럼 아이들이 돌이 되기 전에 섭취하는 시판 이유식은 대부분 단순당질이 다량 들어 있다. 따라서 아이들은 태어나면서부터 씹지 않아도 되는 것, 달콤한 것들만 먼저 접하게 된다.

이런 이유식 과정을 거쳐서 성장한 아이들은 밥을 먹을 나이가 되어도 음식을 씹어서 삼키는 동작에 익숙하지 않기 때문에 꼭꼭 씹어야만 넘길 수 있는 밥과 반찬을 멀리하게 된다. 그리고는 갓난아이 때부터 먹어왔던 부드럽고 달콤하고 쉽게 넘길 수

많이 씹으면 적은 양을 먹어도 만복감을 느낄 수 있어 비만이나 당뇨까지도 예방할 수 있다. 또한 많이 씹으면 두뇌도 마사지되어 뇌의 기능도 좋아진다.

있는 음식만을 찾게 되는 것이다.

또 중요한 이유식의 목적 중 하나인 위의 용적을 늘리는 데도 실패하게 된다. 태어날 때 아이들의 위는 거의 일직선 형태인 하나의 관과 같은 모양이다. 그것이 이유식 과정을 통해 차츰 늘어나 주머니 모양을 하게 된다. 위의 용적을 늘려야 아이는 일정시간 활동하는 데 필요한 충분한 식사를 할 수 있게 된다. 그래서 위의 용적을 늘리는 훈련을 제대로 하지 못하면 위가 작고, 입이 짧고, 신경질적인 아이가 될 수밖에 없다.

갓난아이가 엄마에게서 받은 체내의 영양은 18개월 정도가 되면 모두 바닥나버린다. 그런데 이때가 지나서도 부드럽고 달콤한 이유식만을 계속 먹게 되면 그 아이는 편식을 하게 되고, 감기를 달고 사는 허약체질이 되기도 하고, 성장이 저하되기도 한다. 또한 알레르기성이나 면역성 질환을 앓게 되기도 한다. 실제로 이런 아이들이 갈수록 증가하고 있는 상황이다.

많이 씹을수록 치아는 깨끗하고 튼튼해진다. 또한 하악골도 잘 발달된다. 그런데 정제당이 많이 들어 있는 식품은 도정과 가공과정에서 섬유질이 제거되어 부드러운 상태가 되기 때문에 많이 씹지 않아도 먹을 수 있다. 따라서 치아나 하악골을 많이 움직일 필요가 없다. 그러니 치아나 하악골이 튼튼해지거나 발달하지 않게 된다.

또한 많이 씹으면 침샘을 자극해 타액이 많이 분비되어 소화를 돕는다. 그만큼 위의 부담을 덜어줄 수 있다. 그뿐 아니라 침샘에서 분비되는 파로틴은 일명 젊어지는 호르몬으로 불리는데, 뼈의 석회 침착과 연골의 증식을 촉진하는 작용을 한다.

그리고 많이 씹으면 적은 양을 먹어도 만복감을 느낄 수 있어 비만이나 당뇨까지도 예방할 수 있다. 씹는 것의 장점은 또 있다. 많이 씹으면 두뇌도 마사지되어 뇌의 기능도 좋아진다.

이처럼 씹는 행위가 우리 몸에 가져오는 긍정적인 영향은 무수히 많다. 따라서 아이의 건강을 생각한다면 음식을 씹어서 먹도록 해야 한다. 자연 상태의 음식은 잘 씹을수록 그 고유의 맛을 느낄 수 있다. 아이들에게 씹어서 음식이 갖고 있는 고유의 맛을 경험하게 하는 것이야말로 무엇보다 큰 선물이 될 것이다.

또한 자연 상태의 음식을 씹어서 먹음으로써 아이들은 편식, 성장장애, 면역력 저하에서도 벗어날 수 있게 된다. 그러기 위해서는 우선 부드럽고 달콤한 먹을거리로부터 벗어나 충분히 씹어야만 먹을 수 있는 잡곡밥, 채소, 해초, 콩, 해물 등 다양한 음식의 맛을 아이들이 접할 수 있도록 해줘야 한다. 그래서 식품첨가물을 통해 입안에서 느끼는 달콤함이 아니라 음식물을 많이 씹은 후의 고소함과 자연적인 단맛에 아이들이 익숙해지도록 해야 할 것이다. 이것은 바로 엄마가 해야 할 일이다.

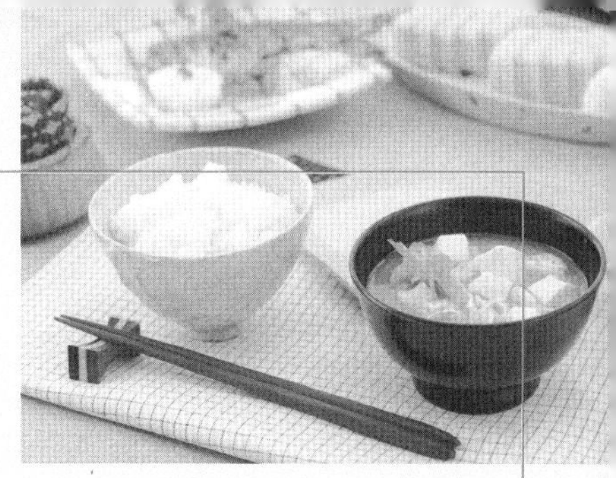

설탕에 절어 떨어지는 면역력

한때 시중에서 판매되는 이유식에 설탕이 23%나 들어 있다고 해서 언론에서 떠들썩한 적이 있었다. 물론 아이들에게 이유식을 먹이는 엄마들 사이에서도 커다란 파문이 일었다. 그러나 이 부분에 대해 이유식을 만드는 회사에서는 이유식에 들어가는 설탕은 열량의 공급원이기 때문에 줄일 의사가 전혀 없다고 했다.

이유식 성분 중 설탕이 23%라는 것에 대해 놀라지 않는 사람은 없을 것이다. 그것은 설탕과 같이 단순당질을 과다섭취하는 것이 몸에 좋지 않다는 것을 누구나 알고 있기 때문이다. 그러나 이유식에만 설탕이 많은 것은 아니다. 우리가 일상적으로 접하는 많은 식품에 설탕이 다량 들어 있다.

우선 아이들이 즐겨 마시는 청량음료에는 12~13%의 설탕이, 아이스크림에는 22~23%의 설탕이 들어 있다. 또한 토마토로

만들었기 때문에 몸에 좋은 줄만 알고 먹는 토마토케첩에도 27
~28%의 설탕이 들어 있다. 토마토케첩을 그다지 달지 않다고
느끼는 것은 신맛이 강해 단맛을 잘 느끼지 못하기 때문이다.

아이들이 간식, 혹은 주식으로 먹는 빵, 콘플레이크, 과자 등
은 설탕과 소금을 넣지 않으면 만들 수 없는 것들이다. 집에서
요리할 때 설탕을 적게 넣는다고 해서 결코 설탕을 조금 먹었
다고 안심할 수 없는 상황이다. 우리가 접하는 모든 인스턴트
와 가공식품에는 이미 많은 설탕이 들어가 있기 때문이다.

인스턴트와 가공식품을 대할 때 한 가지 기억할 점이 있다.
그것은 바로 드러나지 않은 설탕의 문제이다. 장에 좋다는 값
비싼 요구르트나 떠먹는 요구르트, 주스 등은 무가당 혹은 무
설탕이라고 선전한다. 하지만 그런 무가당, 무설탕 제품에는
설탕 대신 액상과당이나 액상포도당 등의 감미료가 들어간다.
이것은 단순당질로 설탕과 별반 다를 것이 없다. 무가당, 무설
탕 제품이기 때문에 설탕이 들어 있지 않다고 안심하고 먹지
만, 사실은 설탕을 먹고 있
는 것이다.

우리 몸에서 열량의 공급
원으로 작용하는 탄수화물
에서 가장 중요한 문제는
탄수화물에 포함된 당분

이 우리 몸이 생리적으로 조절가능한 수준으로 천천히 흡수되는가 하는 것이다. 당분이 생리적으로 조절가능한 수준을 넘어서게 되면 몸에 이상이 발생하기 때문이다.

그런데 설탕과 같은 단순당질을 과다하게 섭취하면 생리적으로 조절가능한 당분의 수준을 넘어서게 된다. 섬유질이 없는 식품의 당분은 몸 안에서 빠르게 흡수되기 때문에 신체의 대사가 교란된다.

우리는 설탕의 단맛에 사로잡혀 그 무서움을 인식하지 못하고 있다. 토마토의 성분 중 항암작용으로 유명한 라이코펜은 설탕과 함께 먹으면 효과가 떨어진다. 또한 하루에 100~150g의 설탕을 섭취하는 아이들을 대상으로 조사한 결과 마크로파지라는 면역세포가 5시간이나 꼼짝하지 않고 있었다고 한다.

그런데도 우리는 자신이나 아이가 얼마나 설탕에 절어 있는지 모르고 있다. 먹을거리가 귀해 간식같은 것은 꿈도 꿀 수 없었던 시절에는 아이들이 비록 콧물을 줄줄 흘리긴 했어도 감기로 인한 고열과 합병증은 찾아보기 힘들었다.

헌데 오히려 먹을거리가 풍부한 요즘 아이들은 항상 감기를 달고 살며 감기로 인한 고열, 합병증으로 병원을 제 집 드나들듯 하고 있는 형편이다. 이것은 아이들의 면역기능이 예전보다 떨어졌기 때문이다. 그리고 그렇게 아이들의 면역기능을 떨어뜨리는 주범 중 하나가 바로 설탕이다.

먹을거리가 귀했던 시절 아이들은 모유와 엄마가 집에서 직접 만든 이유식으로 자랐다. 또한 밥을 먹을 나이가 되면 거친 음식인 보리밥이나 잡곡밥이라도 먹을 수 있다는 사실이 감사하기만 했다. 그래서 설탕 같은 단순당질은 접할 수 있는 기회가 거의 없었고, 면역기능은 정상적으로 작용했다.

태어나면서부터 면역기능을 깨뜨리는 설탕에 절어 사는 아이는 결코 건강할 수 없다. 면역기능이 건강해야만 몸의 건강도 유지할 수 있다. 우리 아이들의 면역기능을 정상으로 만들기 위해서는 우선 하루에 먹는 설탕의 양부터 획기적으로 줄여나가야 한다. 특히 무가당, 무설탕 제품에 들어 있는 드러나지 않은 설탕으로부터 아이들을 지켜야 한다.

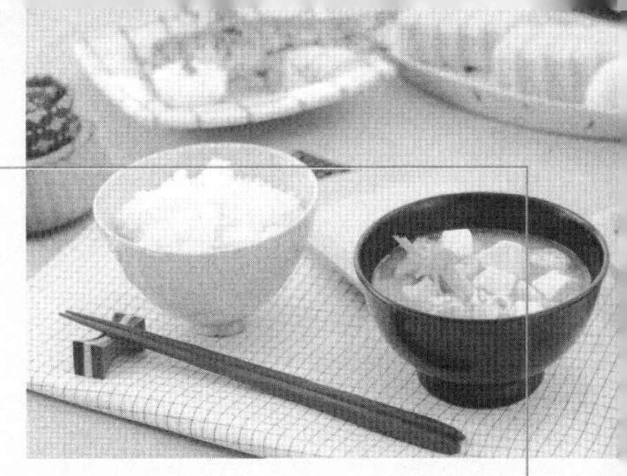

성장을 방해하는 잦은 감기

계절이 바뀌거나 감기가 유행이라도 하면 소아과와 이비인후과는 아이들로 북새통을 이룬다. 아이가 감기에 걸리면 엄마들은 아이가 앓는 동안 크지도 않고, 살이 빠지기 때문에 걱정하기 마련이다. 아이가 감기를 달고 살게 되면 엄마의 이런 걱정은 더욱 커져만 간다.

그런데 왜 갈수록 감기를 달고 사는 아이들이 많아지는 것일까? 항생제가 개발되어 감염성 질병도 예방할 수 있게 되었고, 신생아의 사망률도 눈의 띄게 감소했는데, 어째서 유독 감기만은 항생제로 막지 못하고 해마다 극성을 부리며 아이들의 건강과 성장을 위협하는 것일까? 이것은 아이들의 약화된 면역기능과 관계가 있다. 면역기능이 약화되면 무럭무럭 성장해도 모자랄 시기에 항상 시름시름하며 허약체질이 되어버린다.

그렇다면 과연 감기의 정체는 무엇일까? 감기는 200여 종이 넘는 바이러스에 의해 발생한다. 하지만 그렇다고 해서 누구나 감기에 걸리는 것은 아니다. 면역기능이 정상이면 외부에서 바이러스가 침입해도 감기에 걸리지 않는다. 외부에서 침입한 세균이나 바이러스와 싸워서 우리 몸을 지켜주는 것이 면역기능이다. 그런데 면역기능이 떨어지면 세균과 바이러스와 싸워 이기지 못하기 때문에 결과적으로 바이러스에 감염되게 된다. 바이러스에 감염되면 호흡기와 전신에 걸쳐 불쾌한 증상이 나타난다. 이렇게 불쾌한 증상이 나타나는 것을 감기라고 한다.

일단 호흡기로 감염이 시작되면 대부분의 경우 콧물이 흐른다. 콧물이 흐르는 것은 코털의 섬모운동으로 이물질을 제거하지 못할 때 코 점막에서 점액을 분비해 바이러스 등 이물질을 씻어내기 위해 우리 몸에서 일어나는 능동적인 자연치유 과정이다. 콧물이 계속 흐르다 보면 세균의 감염까지 일어나 누런 코가 나오기도 한다. 하지만 감기 초기에 콧물을 흘린다고 해서 무조건 항히스타민제를 복용하는 것은 좋지 않다.

호흡기의 시작인 코에서 바이러스와 이물질을 제거하지 못하면 이것들이 우리 몸의 더 깊숙한 곳까지 들어가서 기도 점막을 자극한다. 그렇게 되면 기관지의 섬모운동이 활발해진다. 그리고 기관지의 섬모운동을 통해서도 바이러스와 이물질을 제거하지 못하면 코에서와 마찬가지로 점액을 분비해 배출하려 한다. 이때 점액이 농축되어 나오는 것이 가래이다. 가래는 기침을 할 때 배출되거나 신체의 청소를 담당하는 세포에 의해 제거된다. 그런데 이 단계에서 진해제를 먹어 기침을 억제하면 가래의 배출이 어려워진다. 그러면 가래의 농도가 진해지면서 세균의 배양기 역할을 하게 되어 염증이 폐와 모세기관지 쪽으로 빠르게 확산된다.

분유를 먹는 아이들 중에서 감기에 걸렸을 때 평상시보다 오히려 많이 토하는 아이들은 폐렴으로 발전할 확률이 낮다. 아이들은 어른처럼 스스로 가래를 뱉지는 못하지만 토하는 과정과 센 기침을 통해 가래가 떨어져 나온다. 따라서 감기에 걸린 아이에게서 가래 끓는 소리가 많이 나면 진해제를 먹이기보다는 수분을 충분히 보충해 기관지가 마르지 않도록 해야 한다. 가열식 가습기를 이용해 실내의 습도를 유지하는 것도 필요하다. 만약 약이 필요하다면 가래를 삭이는 효소제나 묽게 하는 약을 먹여야 한다.

현대의학에서는 열이 나는 것을 세균감염에 따른 현상으로 여긴다. 그러나 자연치유라는 측면에서 보면 발열은 세균이나 바이러스가 침입했을 때 몸 표면의 혈관을 확장해 인체의 자위대 역할을 하는 면역물질과 면역세포를 내보내는 과정이라 할 수 있다.

발열을 비롯한 콧물, 가래, 기침 같은 증상도 모두 세균의 침입을 알리는 위험한 신호이기도 하지만, 몸 안의 면역세포들이 싸울 준비를 하고 있다는 긍정적인 신호이기도 하다. 동전의 양면과 같은 것이다.

그런데 현대의학계에서는 이러한 긍정적인 신호는 무시한 채 위험한 신호라고만 해석해 조금만 기침을 하거나 조금만 열이 나도 바로 약물을 사용한다. 그러면 감기의 초기 증상은 사라질지 모르지만 면역세포들은 단련되지 못한다. 어떤 면에서는 과학의 발전으로 인한 신약 개발이 우리 몸의 면역기능이 훈련되는 길을 막았다고도 할 수도 있다.

요즘 들어 사라진 줄만 알았던 홍역과 폐렴이 다시 유행하고 있다. 1960년대 홍역 생백신live vaccine이 보급된 이후 홍역의 발생률은 현저히 감소하는 듯했지만, 1980년대 이후 다시 증가하는 추세를 보이고 있다. 그리고 이제는 2~3년 내지 부정기적으로 유행하고 있다. 또한 초등학생과 중고등학생을 비롯해 성인들에게서도 발병하는 양상을 보인다.

홍역은 대개 생후 15개월 전후에서 1차 접종이 이루어지는데 한 번의 접종으로 항체가 생성되면 평생 면역을 획득하는 것으로 알려져 있었다. 그런데 최근 초등학생들과 중고등학생, 성인에게서까지 다시 발병하는 사례가 늘어나자 현재는 4~6세와 11~13세 때 추가로 접종할 것을 권장하고 있는 형편이다.

또한 감기가 급성폐렴으로 이행하는 경우도 많아지고 있다. 이처럼 전염성 질병이 유행하면 엄마들은 당황하기 마련이다. 예전에 백신 접종을 하고 사망한 아이들이 있어 추가접종을 하지 않은 엄마들이 많았다. 그러나 이렇게 전염성 질병이 유행하면 불안한 마음에 이내 추가접종을 하게 된다.

이렇게 전염성 질병이 다시 증가하는 것은 잘못된 식생활과 환경오염에 따른 면역기능의 저하에서 그 원인을 찾을 수 있다.

홍역의 사례에서 보듯 우리는 질병을 예방하기 위해 백신이라는 것을 맞는다. 백신에는 생백신, 사멸백신, 단위백신 등 여러 가지가 있는데, 그 중에서 생백신은 병원 미생물의 독성을 약화시킨 후 살아 있는 상태로 투여해 인체의 면역기능을 훈련시키는 한편 항체를 미리 만들 수 있도록 한다. 그럼으로써 우리 몸은 질병에 감염되었을 때 싸울 수 있는 준비를 하게 된다.

우리가 이처럼 백신을 사용하는 것은 면역훈련의 한 과정이라 할 수 있다. 백신을 맞거나 한 번 감염되어 질병을 앓고 나면 항체가 생기기 때문에 다시 감염되지 않는다고 여겼다. 하지만 감소추세를 보이던 감염성 질환이 증가하면서 추가면역을 위해 백신을 재접종하는 것은 우리 몸이 스스로 항체를 만들 수 있는 면역기능이 저하되었다는 이야기일 것이다.

면역은 우리 몸이 외부에서 이물질이 침입했을 때 이물질을 구분해, 그것을 몸 밖으로 빨리 제거할 수 있는 능력을 말한다.

이런 면역은 예방주사만 맞는다고 해서 바로 생기거나 그 기능이 높아지는 것이 아니다. 또한 단 한 번의 예방접종으로 우리 몸의 면역기능이 완벽하게 작동하지도 않는다. 면역은 우리가 건강한 몸을 만들어가는 과정에서 자연스럽게 키워지는 것이다.

때문에 면역의 훈련과정인 예방접종은 접종자의 신체적 상황이 충분히 고려된 후에 이루어져야 한다. 접종자의 건강상태가 접종을 통해 면역을 훈련할 수 있는 기본적인 체력이 갖춰지지 않은 상태라면 오히려 예방접종이 부작용을 초래할 수도 있다. 소아마비 백신을 맞고도 소아마비를 앓는 사람들이 있는 것도 이 때문이다. 그런데도 일률적으로 정해진 기본접종과 재접종의 시기는 수요자보다는 공급자와 보건행정의 편의를 위한 측면이 강하다고 볼 수 있다.

아이의 기본접종, 추가접종 시기를 꼼꼼히 기록했다 병원에 데려가서 주사를 맞히는 것만으로 아이의 건강을 지킬 수 있다고 생각한다면 오산이다. 그보다는 접종을 하기 전에 아이가 접종을 통한 면역훈련과정을 견뎌낼 수 있도록 체력을 키우기 위해 힘써야 한다.

아이들에게 백신을 맞히거나 약을 먹이는 데는 많은 주의가 필요하다. 미국 같은 경우에는 모든 백신은 부모의 동의가 있어야만 접종할 수 있도록 하고 있다. 또한 독일에서는 아이가 열이 나도 39℃ 이하에서는 해열제를 처방하지 않는다고 한다.

아이들의 면역기능을 강화시키기 위해서는 평소 음식에 신경을 써야만 한다. 우선 면역기능을 저하시키는 음식은 삼가는 것이 좋다. 각종 식품첨가물과 설탕이 잔뜩 들어 있는 인스턴트나 가공식품, 쇼트닝과 같은 안 좋은 기름에 튀겨낸 감자튀김과 치킨, 빵 등의 밀가루 식품, 청량음료 같은 것은 되도록 먹이지 않아야 한다. 이런 음식들은 면역기능과 성장을 방해하는 주범이기 때문이다. 올바른 식생활을 통해 아이들의 면역기능도 강화할 수 있다는 사실을 잊지 말자.

현미잡곡밥, 제철의 신선한 푸른잎 채소, 해조류, 신선한 제철 과일, 제철견과류 등이 면역기능을 강화시켜줄 수 있는 음식이다. 아이들이 감기 등 질병에 걸렸을 때는 다시마나 멸치, 표고버섯, 무, 양파, 감자 등을 우린 물에 현미와 오곡으로 죽을 쑤어주면 약화된 면역기능을 강화시키는 데 도움이 되기도 한다.

안 좋은 것은 먹이지 않고, 가공하지 않은 자연 상태의 음식을 아이에게 먹이는 엄마의 노력과 정성이야말로 유행하는 각종 질병에서 아이를 지킬 수 있는 가장 좋은 약이라 할 수 있다.

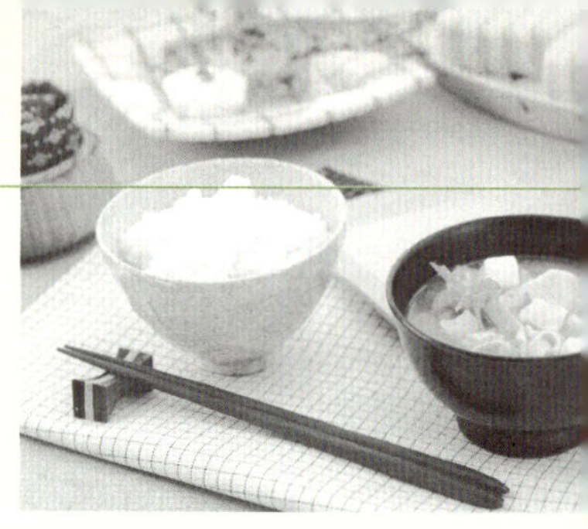

갈수록 심해지는 알레르기

예전에는 알레르기성 질환을 앓는 아이들을 찾아보기 힘들었다. 하지만 이제 갈수록 알레르기성 비염, 아토피성 피부염, 알레르기성 천식 등 알레르기성 질환을 앓는 아이들이 늘어나고 있다. 이런 알레르기성 질환은 원인이 명확하지 않고, 완전히 치료되기도 힘들어 거의 불치병처럼 평생을 끌어안고 살아야 한다. 때문에 알레르기성 질환을 앓게 되면 생활에 불편을 느낄 수밖에 없다. 이처럼 알레르기성 질환을 앓는 사람들이 많다보니, 텔레비전 건강 프로그램의 단골주제로 등장하기도 한다.

아이들에게 가장 흔한 알레르기성 질환 중 하나가 아토피성 피부염이다. 십여 년 전만 해도 아토피성 피부염은 흔한 것이 아니었다. 그러나 지금은 태어나면서부터 아토피에 시달리는 아이들이 너무도 많다. 그래서 부모는 아이가 태어나면 태열이 있는지 여부를 확인하고 그것이 혹시 아토피로 만성화되는 것은 아닌가 하는 걱정부터 하게 된다.

알레르기성 질환을 앓는 사람들은 병원에 가서 어떤 음식이 자신에게 알레르기를 유발하는지 찾아내기도 한다. 하지만 그렇게 한다고 해도 알레르기에 관련된 모든 물질을 다 찾아내지도 못할 뿐만 아니라, 알레르기를 유발하는 물질만 피한다고 해서 모든 문제가 해결되는 것도 아니다.

어떤 알레르기 물질에 과민반응을 보였던 사람은 다른 물질에도 똑같은 반응을 보일 수 있기 때문이다. 어떻게 보면 온 세상이 알레르기를 유발할 수 있는 항원이라고도 볼 수 있다. 알레르기 역시 면역기능이 떨어져서 나타나는 것이기 때문에 단순히 알레르기를 유발하는 물질을 피하기보다는 우선 면역기능을 강화하기 위한 노력을 해야 한다.

우리 몸은 외부에서 이물질, 대부분 단백질로 되어 있는 항원이 몸 안으로 들어오면 내 몸이 아닌 것을 판단하고 이를 처리하기 위해 면역세포와 청소세포를 동원해 항체를 만든다. 알레르기는 이 과정에서 일어난다. 이처럼 알레르기는 인체를 방어하고 보호하는 수단으로서 일어나는 것이지만 면역기능이 과민하게 반응하는 과정이 만성적으로 일어나게 되면 문제가 된다.

이물질의 침입으로 몸 안에서 만들어진 항체는 침입자를 해결하기 위한 무기로 사용되기도 하고, 한 번 들어왔던 침입자에 대해서는 기억을 해두었다가 다음에 같은 알레르기 물질인 항원이 침입하면 쉽게 처리하는 능력을 발휘한다. 이러한 일련의 과정을 통해서 면역기능이 형성되는 것이다.

그런데 이런 면역기능이 혼란을 일으켜 항체를 만들어내지 못하거나, 혹은 한 번 침입했던 항원에 대해 기억을 못하거나, 항체를 너무 많이 만들어 과민반응을 유발하거나 하는 것이 알레르기성 질환의 실상이다. 신체부위만 다를 뿐이지, 비염, 피부염, 천식, 원인 모를 신장질환과 위장질환도 모두 면역기능 저하와 혼란에서 비롯된 면역기능 이상증상이라 할 수 있다.

이처럼 현대인들의 면역기능이 저하되는 것은 설탕과 지방의 과다 섭취, 식품 질의 변화, 인스턴트와 가공식품을 통해 이루어지고 있는 화학물질 섭취, 스트레스로 인한 혈액의 산성화, 환경오염 물질에의 만성적 노출 등에 의해 세포가 손상되고 세포의 구성 자체가 변화하는 것에서 비롯되고 있다.

자연친화적인 삶, 자연적인 식사로 돌아가 심신의 안정을 꾀할 때 비로소 약화된 면역기능이 회복되게 된다. 그럼으로써 현재 난치병 혹은 불치병처럼 여겨지고 있는 알레르기 질환들도 자연적으로 치유할 수 있게 될 것이다.

알레르기 질환을 악화시키는 요인에는 여러 가지

달걀의 에그알부민, 우유의 알파카제인, 밀가루의 글루텐 등의 거대 단백질들이 알레르기를 유발하는 성분이다. 때문에 달걀, 우유, 밀가루 등으로 만들어진 가공식품도 알레르기를 유발하게 된다.

가 있기 때문에 회피요법을 실시하는 것도 치료에 도움이 된다. 특히 식품으로 인한 알레르기의 경우에는 증상을 악화시키고 질병의 치료를 불가능하게 하는 음식들이 많기 때문에 잘 알아둘 필요가 있다.

우선 아이들이 평소에 즐겨 먹는 식품 중에서 알레르기를 유발하거나 증상을 악화시키는 것으로 달걀, 우유, 밀가루 등을 들 수 있다. 달걀의 에그알부민, 우유의 알파카제인, 밀가루의 글루텐 등의 거대 단백질들이 알레르기를 유발하는 성분이다. 때문에 달걀, 우유, 밀가루 등으로 만들어진 가공식품도 알레르기를 유발하게 된다.

이 단백질들은 몸 안에 들어오면 장내의 세균에 의해 에소루핀이라는 알레르기 물질을 만들어내는데, 이것은 염증을 억제하는 생리물질인 프로스타글란딘의 생합성을 억제하게 된다. 그래서 달걀과 우유와 밀가루는 알레르기 치료에서 첫째로 꼽히는 금기식품이다.

그렇다면 식품 알레르기는 왜 생기는 것일까? 식품에 함유된 단백질은 위액과 췌장액에 의해 소화된 후 프로테인, 펩타이드, 아미노산의 순으로 잘게 분해되어 흡수된다. 그런데 소화 작용이 제대로 이루어지지 않아 분자량이 큰 펩타이드 상태로 흡수되면 우리 몸의 면역기구는 이것을 이물질로 오인해 면역반응을 일으켜 항체를 생성하게 된다. 그리고 또다시 외부에서

들어오는 항원과 몸 안에서 만들어내는 항체가 결합하는 항원 항체반응이 일어날 때 히스타민이 비만세포에서 방출되어 발적이나 가려움증 같은 알레르기 증상을 일으키는 것이다.

그런데 분자량이 큰 펩타이드는 어떻게 더 이상 분해되지 않고 장벽에서 흡수되는 것일까? 이는 소화기능의 저하, 만성설사와 변비, 항생제와 방부제의 과다복용으로 인해 장내 점막세포들의 투과성이 변질되었기 때문에 일어난 결과이다.

또한 우유, 달걀, 육류는 단백질이 많은 식품으로 단백질의 일부는 소화되지 않은 상태로 소장 점막에서 흡수되어 혈액에 진입하게 되는데, 면역세포가 이 단백질을 항원으로 인식하고 면역을 발동하기도 한다. 그래서 우유와 달걀과 밀가루, 육류 등을 계속 섭취하면 알레르기를 치료하기 어렵다. 이런 식품 알레르기는 소화작용이 완전해지고 장벽이 건강한 상태로 복귀되면 치료될 수 있다.

알레르기 질환을 앓고 있는 아이라면 반드시 달걀, 우유, 밀가루 음식 등을 삼가도록 해야 한다. 그리고 변비가 생기지 않도록 채소와 해조류의 섭취량을 늘리는 한편 위액분비를 자극하고 소화장애를 일으키지 않는 음식으로 식생활을 변화시켜야 한다. 자연적인 식단, 올바른 식생활이야말로 면역기능을 강화시켜 알레르기 질환에서 벗어날 수 있게 해준다는 점을 기억하자.

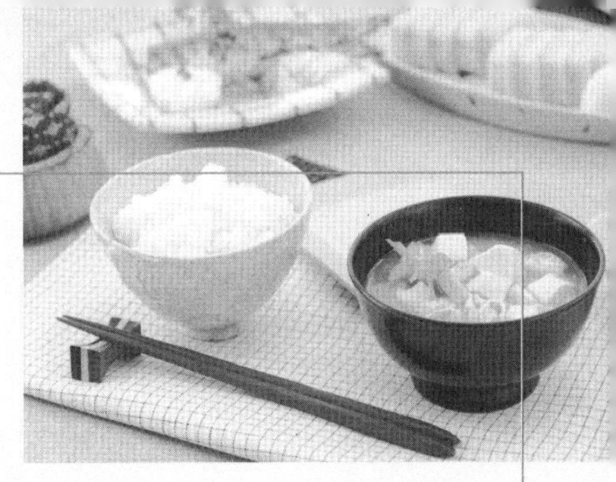

편식과 육식 위주의 식사가 불러온 빈혈

어지럼증을 호소하는 아이들이 많아지고 있다. 놀이방에 다니는 아이들 중 반 이상이 빈혈에 시달리고 있다는 조사도 있다. 영양상태가 좋아졌다는 요즘 같은 시대에 어째서 아이들은 빈혈에 시달리고 있을까?

못 먹던 시절에 빈혈은 생명과 연관된 하나의 중요한 임상증상으로 질병이었다. 그래서 그 시절에는 잘 먹어야만 빈혈에 걸리지 않을 수 있었다. 하지만 과거에 비해 잘 먹는데도 요즘 아이들이 빈혈에 걸리는 것은 잘못된 식생활에 그 원인이 있다.

우리가 느끼는 빈혈은 뇌에서 어지러움을 느끼는 증상이다. 뇌는 우리 신체의 모든 기능을 컨트롤하는 메인컴퓨터와 같은 역할을 하는 곳이다. 그러므로 이처럼 중요한 뇌의 기능이 혼란을 일으키는 것은 우리 몸에 안 좋은 영향을 미치게 된다.

뇌는 사람이 하루 중 사용하는 열량의 20%를 사용하는 곳이다. 이처럼 많은 에너지를 소모함으로써 정상적인 육체활동과 정신활동을 조절해 나간다. 뇌의 에너지원은 포도당이다. 포도당은 뇌에 도달한 적혈구의 산소와 만나 비로소 에너지를 만드는 화학반응을 일으키게 된다. 이처럼 혈류로 공급되는 당분과 적혈구로 운반되는 산소가 있어야만 뇌는 건강하게 활동할 수 있다.

그런데 우리는 빈혈이라고 하면 가장 먼저 철분을 떠올린다. 철분의 결핍이 빈혈의 원인이라고 생각하기 때문이다. 물론 철분이 부족해서 일어나는 빈혈증상도 있다. 그러나 비타민이나 단백질이 결핍되어도 빈혈을 일으킬 수 있다.

우선 철분이 결핍되는 경우를 살펴보면 과다한 출혈이나 위산 부족 등이 철분의 흡수를 방해하고 저장 철분량을 저하시키는 대표적인 원인이다. 철분의 70%는 적혈구의 산소운반 단백질인 헤모글로빈으로 존재한다. 그리고 20%는 간과 지라, 골수 등에 있는데, 대부분 혈액과 조직에 산소를 운반하거나 저장형의 단백질인 페리친 상태로 존재한다. 나머지 5%는 미오글로빈이라는 근육 단백질의 형태로, 또 5%는 산화효소의 구성성분으로서 효소의 보조인자로 작용한다. 우리 몸에서 철분이 결핍되면 바로 뇌 대사기능이 저하될 뿐만 아니라 각종 효소반응도 저하된다.

또한 신경전달물질과 콜라겐 합성에도 차질이 생긴다. 그런데 철분제가 대중적으로 보급된 이후 철결핍성 빈혈보다는 헤모글로빈 합성과 적혈구 형성에 관여하는 영양물질의 부족으로 발생하는 빈혈이 많아지고 있다.

소아건강검진을 해보면 거대적아구성 빈혈이 나타나는 경우가 많다. 이것은 시아노코발아민이라는 비타민B$_{12}$의 결핍에 의해 발생한다. 다시 말해 비타민이 부족해서 적혈구 형성에 문제를 일으켜 발생하는 빈혈이다. 거대적아구성 빈혈 외에도 적혈구와 헤모글로빈 합성에 관여하는 엽산이나 피리독신과 같은 비타민 결핍에 의한 빈혈도 의심해볼 수 있다.

아이들의 식생활을 들여다보면 비타민이 부족한 것은 당연한 결과로 다가온다. 당분을 과다하게 섭취하면 비타민을 더 많이 필요로 하게 된다. 또한 편식을 하거나 육류를 많이 먹을 때도 마찬가지이다. 이처럼 잘못된 식생활을 하면 더 많은 비타민이 필요해지지만, 통곡식과 채소와 해조류를 먹지 않는 이상 아이들이 비타민을 보충할 수 있는 기회는 없다고 할 수 있다.

결핍시 거대적아구성 빈혈을 일으키는 시아노코발아민은 시안과 코발트라는 영양물질을 가지고 간이나 장내 세균에 의해서 비타민으로 합성되어 약 17개월 이상 저장된다. 그런데 이 영양소의 결핍으로 나타나는 빈혈은 하루아침에 갑자기 나타나는 것이 결코 아니다.

시안과 코발트라는 물질은 통곡식의 씨눈과 과일의 씨, 그리고 종자류만을 통해 인체에 보급되는 영양소이다. 사과씨, 수박씨, 살구씨, 복숭아씨의 아린 맛은 이 물질 때문이다. 시안은 독극물로 분류되기도 하지만 자연식품을 통해 인체에 공급되면 독성은 방어되고 비타민 합성과 혈액 생성에 관여한다. 따라서 거대적아구성 빈혈은 통곡식의 씨눈과 씨앗과 종자류를 먹지 않는 아이들에게서 나타난다고 할 수 있다. 또한 다른 형태의 빈혈 또한 비타민과 미네랄의 결핍을 조장하는 잘못된 식사습관과 결코 무관하다 할 수 없다.

체중이 적게 나가는 아이들에게서도 빈혈이 자주 나타나는 것을 볼 수 있다. 헤모글로빈이라는 산소를 운반하는 철단백질은 철분과 단백질과 비타민에 의해 합성된다. 때문에 철분이나 비타민의 결핍 외에 단백질의 결핍으로도 빈혈은 생길 수 있다.

요즘은 우유와 달걀과 육류를 늘 먹을 수 있기 때문에 단백질을 충분히 공급한다고 여기기 쉽다. 그러나 단백질은 탄수화물과 같은 에너지원이 안정적으로 공급될 때 비로소 제 역할을 할 수 있다. 즉 밥을 먹어 탄수화물을 충분히 섭취해야만 단백질이 탄수화물 대신 에너지원으로 사용되지 않고 고유의 기능을 잘 수행할 수 있다는 이야기이다. 물론 단백질을 완전하게 소화하고 흡수하는 것은 위의 기능에 달려 있다.

이처럼 철분제를 먹기만 하면 간단히 해결될 것으로 생각하기 쉬운 빈혈은 사실 잘못된 식생활을 바로잡지 않으면 해결하기 어려운 측면이 있다.

또한 아이들이 어지럼증을 호소한다고 해서 모두 빈혈이라고 단정할 수는 없다. 저혈당증인 아이들도 어지럽다고 할 수 있다. 뇌의 에너지원인 혈당이 안정적으로 공급되지 않으면 뇌가 제대로 기능하지 못해 만성적으로 어지럼증, 현기증, 구토증을 호소하게 된다. 이런 저혈당증은 도정과 가공으로 섬유질이 제거된 식품, 인스턴트와 가공식품을 통해 과다하게 섭취하게 되는 정제된 단순당질, 끼니를 거르고 폭식하는 식습관에서 비롯된다.

섬유질이 풍부한 현미잡곡밥과 다시마를 비롯한 해조류, 푸른잎 채소 등을 중심으로 식단을 바꾸면, 혈당도 안정적으로 유지되고 산소의 공급도 원활하게 이루어져 아이들은 대부분 어지럼증에서 벗어날 수 있게 된다. 이렇게 뇌에 안정적으로 당분과 충분한 산소가 공급됨으로써 어지럼증에서 벗어난 아이들은 높은 집중력을 보여준다.

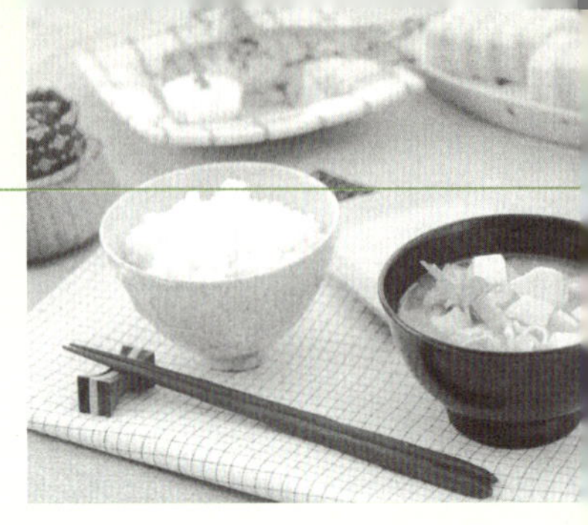

활발한 것과 과잉행동장애는 다르다

자식이 똑똑하기를 바라는 것은 어느 부모나 마찬가지일 것이다. 또한 그에 못지않게 집중력이 좋아서 학습능률도 오르기를 바란다. 하지만 이런 부모들의 바람과는 반대로 요즘 아이들은 집중력이 떨어지고 산만한 아이들이 많다. 그러니 학업성적도 그다지 좋지 않지만, 부모들은 원래 머리는 좋은데 산만해서 집중을 못해 그럴 뿐이라고 스스로 위안을 하곤 한다. 하지만 산만하다는 것은 그렇게 만만하게 볼 문제가 아니다. 아이들이 산만해서 집중을 잘 하지 못하는 것은 머리가 나쁜 것보다 더 큰 문제일 수도 있다.

아이들 중 주의결핍성 과잉행동장애인 과동증을 보이는 경우는 3~5% 정도이다. 그리고 10% 정도는 유사과동증을 보이며, 25% 정도의 아이들이 집중력 저하와 산만한 경향을 보인다. 이것은 단순히 나이가 어리기 때문에 나타나는 문제가 아니라 식생활에서 비롯된 문제라고 할 수 있다. 식사를 통한 영양의 공급은 뇌의 생화학 반응에 결정적으로 영향을 미치기 때문이다.

활발하고 적극적인 것과 산만한 것은 분명히 구별되어야 한다. 아이가 산만한 것을 활발하다고 여겨서는 안 되는 것이다. 산만한 아이들은 주의력과 집중력이 떨어지고 상식선에서 통제가 불가능하다.

과잉행동장애는 아직 질병으로 심각하게 인식되고 있지 않지만, 아동기에 발생해 청소년기를 거쳐 성인기의 성격에까지 큰 영향을 미치는 중요한 정신신체질환이라 할 수 있다. 10대의 과동증을 치료하지 않고 그대로 놔두면 평생 충동적이고 자기중심적인 성격에서 벗어나기 어렵다. 그 결과 가정과 학교에서 문제를 일으킬 뿐만 아니라 사회적인 문제를 일으킬 가능성도 높아진다.

과동증을 보이는 아이들은 대부분 충동적이며, 과도하게 활동하고, 과도하게 감정적이며, 동기부여가 잘 안 되고, 보상을 연기하는 것을 거부한다. 따라서 단편적인 현상만으로 과동증이라고 판단하거나 혹은 과동증이 아니라고 판단해서는 안 된다. 과동증인지 여부를 정확히 평가하기 위해서는 아이의 병력, 지능, 성격, 학업성취도, 친구와의 관계, 가정과 학교에서의 행동, 의학적 상태에 대한 종합적인 정보가 필요하다.

일반적으로 과동증인 아이들은 다음과 같은 네 가지 측면에서 부족한 경향을 보인다. 우선 부주의하고 산만해 집중력이 부족하다.

둘째, 지나치게 안절부절못하고, 잠시도 가만있지 못해 과도하게 움직이며, 쉽게 감정적으로 변하고, 지시에 응하지 않으며, 과도하게 각성되어 있다.

셋째, 충동적이어서 행동에 옮기기 전에 먼저 생각하는 것이 어렵다. 빨리 행동하고자 하는 욕구로 인해, 자기조절 능력을 상실한 채 부적절하고 생각 없는 행동을 하게 된다. 아이가 이처럼 행동하면 부모는 아이의 행동이 의도적으로 반항하는 것이라 여기기 쉬운데, 사실은 그렇지 않다는 것을 알아야 한다. 참을성과 자기조절 능력이 부족해 그런 행동을 하는 것이라는 점을 이해해야 하는 것이다.

넷째, 즉각적인 반응과 보상, 결과를 원하기 때문에 보상을 연기하는 것을 싫어한다. 그래서 장기적으로 주어지는 보상에 대해서는 포기하기도 한다. 이것은 동기부여가 부족하거나, 아이의 행동을 변화시키기 위해 부모가 아이가 싫어하는 것을 말하는 부정적 강화로 인해 초래되는 경우가 많다. 그래서 과동증인 아이는 세상에서 자신이 원하는 것을 얻기 위해 노력하기보다는 원치 않는 것을 제거하려는 경향을 보인다. 이런 경향은 부모에 대한 반항, 비행, 탈선, 등교거부, 자살충동으로까지 이어지기도 한다.

이러한 과동증은 출생시 뇌 손상이나 내과적 질환, 경련성 장애, 약물 부작용, 납 오염, 귀의 염증, 뇌의 손상, 식생활 등으로 인해 발생하는 것으로 여겨졌다. 그러나 최근 뇌 생리학의 규명 과정에서 과동증의 80~90%가 식생활에서 비롯되는 것으로 밝혀졌다.

그렇다면 어떤 식생활이 아이들에게 과동증을 가져오는 것일까? 무엇보다 정제당의 과다섭취와 섬유질이 결핍된 식사에 따른 저혈당으로 뇌의 대사가 부진해진 것을 첫 번째 원인으로 꼽을 수 있다. 다음으로는 식품첨가물에 의한 직접 독성과 대사교란 장애를 들 수 있다. 또한 중금속 섭취에 의한 뇌의 손상도 생각해볼 수 있다.

따라서 아이들의 밥상에서 단순당질이 넘치는 가공식품과 빵을 비롯한 밀가루 음식을 배제하고, 자연적인 음식으로 규칙적으로 하루에 세 끼 식사하게 하면 과동증의 치유도 기대할 수 있게 된다. 자연적인 음식으로 밥상을 바꿔주면 아이들에게서 집중력, 기억력, 학습능률이 향상되고, 사회에 잘 적응하는 모습을 볼 수 있다.

한편 과동증으로 진단 받지는 않았지만, 주의력과 집중력이 떨어지는 유사과동증인 경우에도 부모의 각별한 주의가 필요하다. 유사과동증 역시 성장기에 나타나는 일시적인 문제나 개인적인 성격의 문제가 아니라는 점을 이해해야 한다. 주의력과 집중력이 떨어지면 지능도 떨어지고 기억력도 저하된다는 점을 기억하자.

아이가 부모의 통제에 긍정적으로 반응하는지, 자기가 해야 하는 일에 또래에서 볼 수 있는 집중력을 발휘하고 있는지 부모는 항상 자녀의 상태를 주의깊게 살펴보며 객관적으로 돌아볼 의무가 있다. 부모만의 주관적 해석으로 과동증을 제대로 인식하지 못하고 그대로 방치하게 되면 아이는 평생 숨겨진 정신신체 질환을 가지고 살아갈 수도 있다.

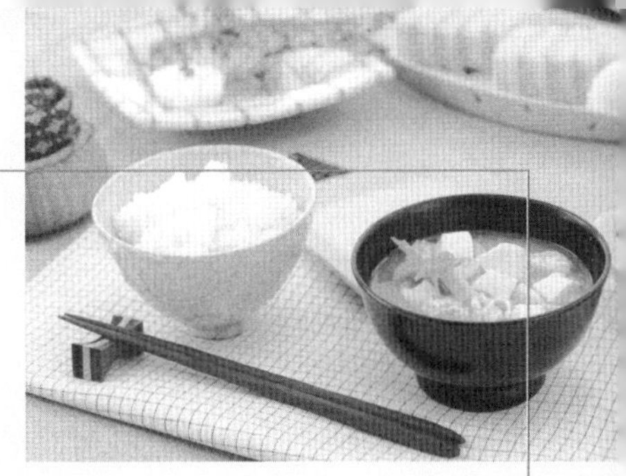

키는 크지만 뼈는 약한 아이들

요즘 엄마들 치고 아이 키에 대해 걱정하지 않는 사람은 없다. 아이들 본인 또한 마찬가지이다. 큰 키와 롱다리는 아이들에게 선망의 대상이다. 그래서 키가 크고 싶은 아이들을 위해 엄마들은 성장환이라는 한약을 먹이기도 하고, 성장호르몬 주사를 맞히기도 한다. 하지만 키가 크는 것은 부모도 어찌할 수 없는 경우가 많다.

성장은 유전 23%, 영양 31%, 운동 20%, 나머지는 환경적인 요인에 의해 좌우되는 문제이다. 즉 유전적 요인 23% 이외에는 후천적인 요인이 성장에 큰 역할을 하게 된다. 따라서 영양과 운동, 정신적인 안정이 중요하다. 영양상태가 좋은 아이들은 그만큼 키가 더 클 수 있다는 이야기이다.

아이들 뼈의 70%는 단백질로 되어 있다. 또한 칼슘 외에도 여러 가지 비타민과 미네랄로 형성되어 있다. 건물을 세우기 위해서는 콘크리트뿐만 아니라 철근, 모래, 자갈 등이 필요한 것과 마찬가지이다.

현재 우리나라 아이들의 단백질 섭취량은 1970년대에 비하면 많이 향상되었지만 비타민이나 미네랄과 같은 단백질 대사에 필요한 조절영양소의 섭취량이 부족해 체내에서 단백질을 제대로 이용하지 못하는 문제를 안고 있다.

단백질은 면역뿐만 아니라 성장과도 관계가 있다. 우유나 치즈 등 유제품을 일상적으로 먹게 되면서 칼슘은 충분히 섭취하고 있는 것처럼 보이지만 육류와 같은 단백질 식품의 과잉섭취 및 인스턴트와 가공식품, 청량음료의 섭취 증가는 칼슘 요구량을 더욱 증가시키고 있는 상황이다. 그래서 요즘 아이들은 키는 크지만 뼈 구성은 치밀하지 못하다. 40대보다 20대에서 골다공증의 발생률이 많은 것은 식생활의 변화에 기인한 것이라 할 수 있다.

엄마들이 아이들의 키를 크게 하기 위해 먹이는 성장환의 원리는 비장의 기능을 도와 식욕을 촉진시킴으로써 성장에 도움을 주고자 하는 것이다. 따라서 성장환 자체가 키를 크게 하는 것은 아니라고 할 수 있다. 결국 아이들은 자연 상태의 음식을 먹고

성장호르몬은 유전적으로 성장호르몬의 합성에 문제가 있는 경우에만 사용하는 것이 좋다. 뼈는 햇빛을 받아야 튼튼해지고, 중력이 있어야 강화된다.

올바른 식사습관을 가졌을 때 영양의 균형이 깨지지 않으며 키가 큰다.

또한 성장호르몬 주사가 과연 아이들의 키를 크게 할 수 있을까 하는 의문을 갖게 된다. 성장호르몬이라는 조절물질이 나와도 영양이 충분하지 않으면 성장으로 연결될 수 없기 때문이다. 또한 적절한 시기에 나와야 하는 성장호르몬을 외부에서 주입해 해결하려고 하면 내부적으로는 그만큼 내성이 생겨버리거나 부작용이 나타날 수도 있다.

인체에서 성장호르몬을 조절하는 기관은 뇌하수체이다. 뇌하수체는 성장호르몬 외에도 스트레스를 조절하는 부신피질호르몬, 성적인 성숙과 기능을 강화하는 성호르몬도 조절하는 곳이다. 컴퓨터가 자기 용량을 초과해서 일할 수 없는 것과 마찬가지로 인체기관에도 한계점이 있다. 그런데 외부에서 성장호르몬을 주입하면 뇌하수체가 과부하에 걸려 스트레스를 이겨내는 능력과 성기능에 문제가 생길 수도 있다. 따라서 성장호르몬은 유전적으로 성장호르몬의 합성에 문제가 있는 경우에만 사용하는 것이 좋다.

그리고 뼈는 햇빛을 받아야 튼튼해지고, 중력이 있어야 강화된다. 따라서 아이들은 햇빛을 보고 땅을 밟으며 뛰어놀게 하는 것이 좋다. 그것이 성장에 도움이 된다.

한편 성장과 관련해서 아이들의 중금속 오염과 미네랄 불균형에 대해서도 주의를 기울여야 한다. 중금속 오염은 그리 새삼스러운 문제도 아니다. 납의 경우 자동차 매연, 페인트, 살충제, 농약, 오염된 수질과 토양 등 다양한 통로를 통해 피부와 입과 호흡기를 거쳐 인체로 들어오고 있다. 중금속은 한번 인체에 들어오면 체내에 축적되어 잘 배출되지 않고 만성적으로 그 독성이 나타난다.

아이들이 겪는 중금속 피해는 어른들에 비해 더욱 심각하다. 소아에게서는 중금속 흡수가 더 빨리 일어나며 중금속으로 인해 발병하면 그 손상 또한 치명적이다. 납의 만성적인 중독은 집중력 저하, 신경질, 짜증, 흥분, 경련, 지능저하, 성장지연, 과잉행동, 학습장애로 나타나게 된다.

하지만 중금속 오염에 의한 피해를 줄여나가는 방법이 전혀 없는 것은 아니다. 현미의 피트산, 셀레늄, 칼슘, 티아민과 같은 영양소들은 납 성분을 몸에서 내보내는 데 중요한 역할을 한다. 현미잡곡밥을 먹지 않거나 체지방 수치가 높은 사람들은 체내에 쌓인 중금속이 배출되지 않아 중금속 만성중독에 시달릴 위험이 크다.

알레르기 반응을 통해 소모되는 히스티딘이라는 아미노산 또한 중금속을 제거하는 역할을 하는데, 이 때문에 알레르기를 앓는 사람 또한 중금속 중독의 위험이 더 높다고 할 수 있다.

인체에 유해한 중금속을 흡착해서 배설하는 현미의 피트산은 몸에 필요한 영양 미네랄까지도 흡착, 배설한다고 해서 논란의 대상이 되곤 하지만 현미에는 백미보다 훨씬 많은 미량 미네랄들과 생리활성 물질들이 들어 있다.

오히려 통곡과 잡곡을 주로 먹던 시절에는 중금속의 만성적인 중독증상이나 성인병의 유병률은 아주 낮았다는 사실이 중요하다. 중금속과 다이옥신 등 환경오염 물질이 넘쳐나는 현대 사회에서 현미잡곡과 같은 통곡식의 식사가 갖는 중요성은 결코 간과될 수 없다. 세계 곳곳의 전통적인 장수촌을 보면 모두 자연적인 통곡식을 먹고 있다는 점을 발견하게 된다.

현미의 피트산 때문에 미네랄의 결핍이 생겨 현미잡곡밥을 먹으면 아이들의 키가 크지 않는다고 할 수는 없다. 현미의 피트산이 칼슘을 배출하는 것보다는 콜라와 같은 청량음료, 육식, 설탕의 과다섭취가 인체에서 칼슘을 빼앗아가는 양이 더 많기 때문이다. 그래서 단백질을 많이 섭취한 아이들의 키는 클지 모르지만 칼슘 결핍으로 아이들에게서도 뼈 구성이 엉성한 골다공증이 나타나고 있는 것이다.

현미의 피트산을 걱정해서 현미를 먹어야 할지 말아야 할지

고민해서는 안 된다. 현미는 백미보다 칼슘의 함량이 더 높다는 사실을 기억하자. 또한 현미잡곡밥을 먹으면 오히려 통곡의 섬유질과 씨눈의 비타민, 미네랄, 필수지방산 등의 영양소를 섭취할 수 있다. 그리고 환경오염 물질과 불필요한 콜레스테롤 등까지도 배출할 수 있을 뿐만 아니라 혈당을 안정시키고 대사를 안정시켜 내분비계, 자율신경계, 면역계 등 모든 신체기능에 무리를 주지 않게 된다. 이것이야말로 무엇과도 바꿀 수 없는 통곡식의 가치이다.

한편 모유를 먹는 아이보다 분유나 우유를 먹는 아이가 키가 더 큰 것을 볼 수 있다. 소의 젖인 우유는 송아지를 5년 안에 힘세고 덩치 큰 소로 성숙시키는 데 필요한 단백질과 칼슘을 많이 함유하고 있기 때문에 우유를 먹으면 키가 크는 것은 사실이다. 하지만 여기에도 문제는 있다.

자연계의 동물들은 대부분 자기 성장기의 5배에 해당하는 시간 동안 생명을 유지한다. 소는 보통 5년간 성장한 이후 25년 동안 살다가 죽는다. 하지만 인간의 성장기는 25년이다. 질병에 걸리지 않고 건강하게 살면 125세의 수명을 누릴 수 있다는 이야기이다. 25년의 성장기를 갖는 인간의 모유에는 두뇌의 발달과 면역과 성장을 함께 도울 수 있는 영양소들이 함유되어 있다.

또한 어느 젖먹이동물도 평생 그 어미의 젖을 먹지는 않는다.

송아지를 위한 양식인 우유를 우리가 일상적으로 먹을 이유가 없다. 게다가 현재 우리가 먹는 우유는 예전에 먹던 우유와는 다르다. 예전에는 풀을 뜯어먹고 자란 소에서 우유를 얻었지만 요즘은 수입 배합사료를 먹는 소에서 우유를 얻는다. 그래서 요즘 우리가 먹는 우유에는 성장호르몬, 항생제 등 각종 화학 물질이 들어 있고 그것이 고스란히 체내로 유입되고 있다. 따라서 우유는 어디까지나 비상식품으로 먹는 것이 좋다.

이제 더 이상 키가 얼마나 큰지 외형적인 것만으로 성장을 바라봐서는 안 될 것이다. 키만 크고 뼈는 약하거나, 키는 크지만 자기밖에 모르는 등 정신적으로는 미성숙하다면 그것은 결코 올바른 성장이라 할 수 없다.

안 좋은 음식의 섭취를 줄이고, 자연적인 음식과 제철음식을 통해 영양을 충분히 공급함으로써 우리 아이들이 몸도 마음도 함께 단단하게 성장할 수 있도록 해야 한다.

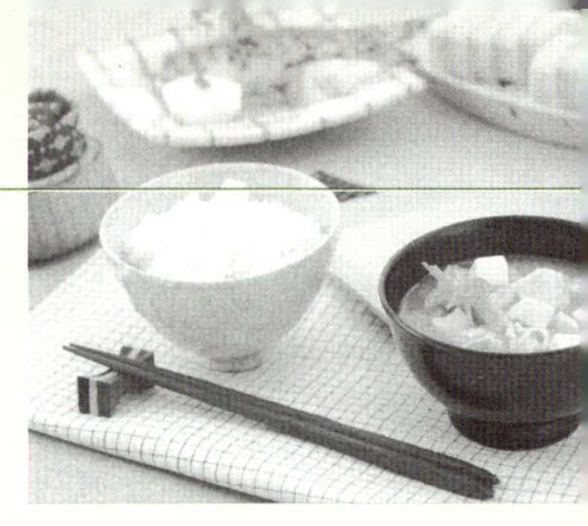

해마다 늘어나는 소아비만

요즘 많은 아이들이 소아비만에 시달린다. 아이가 비만인 경우 부모의 고민은 크다. 어떻게 해야 아이의 살을 뺄 수 있을지 머리를 싸매게 된다.

살이 찌는 데는 다 이유가 있다. 비만인 아이들을 보면 대부분 먹는 양에 비해 활동량이 적다. 먹기는 많이 먹는데, 밖에 나가서 뛰어놀기보다는 집안에 틀어박혀서 게임을 하거나 텔레비전을 보니 먹은 만큼 소모가 되지 않는 것이다. 또한 김치를 싫어하고 채소류와 해조류를 거의 먹지 않는다. 그리고 단것, 기름에 튀긴 음식, 고기를 즐겨 먹는다. 이것은 결국 타는 영양소의 과잉과 태우는 영양소의 결핍을 가져온다.

특히 엄마가 직장생활을 할 경우 아이의 식생활을 관찰하고 통제하기 어렵기 때문에 비만인 경우가 많다. 또한 직장생활을 하지 않는다 해도 부모가 잘못된 식생활에 젖어 있으면 아이는 그것을 그대로 따라야 하므로 비만으로 이어지게 된다.

성인비만은 지방세포의 부피가 늘어나지만, 소아비만은 지방세포수가 증가하기 때문에 더욱 문제가 크다. 지방세포는 남아도는 칼로리를 중성지방으로 바꾸어 저장하는 창고와 같다. 보통 체세포는 2배 정도까지 부피가 커지지만, 지방세포는 50배까지 부피가 늘어날 수 있다. 그래서 몸 안에 지방이 과다하게 축적되면 지방세포의 부피가 늘어나 세포조직에 이르는 혈액의 순환을 원활하지 못하게 한다.

그런데 어릴 때는 지방세포 자체가 수적으로 증가한다. 어릴 때 지방세포수가 늘어나면 어른이 된 후 몸에 더 많은 지방을 저장하게 된다. 그래서 소아비만이 성인비만으로 연결되며 살을 빼기 힘든 것이다. 뿐만 아니라 소아비만은 당뇨병 등 만성질환으로 발전하기도 한다.

소아비만은 우선 잘못된 식생활에 의한 편식과 식욕의 이상적 항진에서 그 원인을 찾을 수 있다. 아이들의 밥상에는 설탕과 버터와 소금과 화학첨가물이 뒤범벅된 인스턴트와 가공식품, 도정하고 정백된 식품, 화학조미된 음식들이 주로 올라오며 칼로리 위주로 편성된다.

비타민과 미네랄은 도정과 가공과정에서 제거되는데, 이것의 결핍은 대사영양소의 부족으로 연결되어 에너지 발생을 저하시키는 한편 지방 축적을 부추긴다. 또한 섬유질이 결핍된 식사를 주로 함에 따라 혈당을 안정적으로 유지할 수 없게 되면서 혈당이 자꾸 저하되는 저혈당증을 앓는 아이들은 당분에 대한 욕구가 늘어나 식욕이 항진되어 결국 과식을 하게 된다.

한편 도정과 가공으로 미네랄과 필수영양성분이 손실된 곡식의 섭취는 편식으로 이어지기도 한다. 도정률이 높은 곡식을 섭취함으로써 본래의 미각을 잃어버리고 설탕과 화학조미된 음식에 혀가 길들여지는 것이다.

때문에 소아비만에서 벗어나기 위해서는 무엇보다 식생활을 바꿔야 할 필요가 있다. 우선 섬유질이 풍부한 현미잡곡밥으로 주식을 바꾸고, 해조류, 버섯류, 푸른잎 채소, 두부 등 콩류 식품을 중심으로 식단을 꾸미는 것이 좋다.

식생활을 바꾸는 것과 동시에 운동도 지속적으로 한다면 소아비만은 더 빨리 치료할 수 있다. 운동만이 몸에서 지방을 태우는 역할을 하는 근육의 미토콘드리아를 늘리는 유일한 방법이기 때문이다.

통곡식과 해조류의 섬유질은 체내에서 당분이 서서히 흡수될 수 있도록 조절한다. 따라서 혈당을 안정적으로 유지해 배고픔을 잊게 하기 때문에 간식에 대한 욕구가 줄어든다. 그래서 이렇게 식단을 바꾸면 식사량도 자연적으로 줄어드는 것을 볼 수 있다. 또한 설탕과 기름진 음식에 대해 거부감이 들면서 편식도 교정되게 된다. 이처럼 도정하거나 가공하지 않은 섬유질이 풍부한 음식은 아이들의 몸에서 지방을 흡착해 배설하며 과다한 열량의 축적을 방지하므로 건강과 비만관리에 가장 중요하다.

다음으로는 주식을 바꾸는 것과 동시에 간식의 내용도 바꾸고 양도 줄여야 한다. 활동 중간에 먹는 간식은 쉽고 빨리 먹을 수 있는 것을 찾게 되는데, 그러는 과정에서 필요 이상의 칼로리를 섭취하기도 한다. 또한 간식을 많이 먹게 되면 주식을 소홀히 하게 되어 성장기에 필요한 영양이 불균형해질 수 있다.

그리고 밤중에 먹지 않도록 해야 한다. 잠자기 3시간 전, 늦어도 7시 이후에는 먹지 않는 것을 가족 모두가 원칙으로 하는 것이 좋다. 아이에게는 먹지 말라면서 부모가 먹는다면 결코 아이가 수긍할 수 없기 때문이다. 밤늦게까지 먹는 것이 습관이 되어버린 아이라면 처음엔 이런 원칙에 반발할지도 모르지만, 엄마가 원칙을 굳게 지켜나간다면 금세 익숙해지게 된다. 하지만 아이가 심한 저혈당증을 앓고 있는 경우라면 예외적으로 저녁에도 먹는 것을 허용할 수 있다. 하지만 그것 또한 규칙적인 식사습관 속에서 일정한 시간 간격으로만 허용해야 한다.

식사습관에 관한 문제도 중요하다. 식사는 정해진 시간에 되도록 집에서 가족과 함께 하도록 해야 한다. 정해진 시간을 넘겨 식사를 하게 되면 폭식을 하게 될 소지가 많다. 그리고 집이 아닌 밖에서 식사를 할 경우 손쉽게 먹을 수 있는 인스턴트와 가공식품을 찾게 된다. 아이가 혼자서 식사를 할 경우에는 스스로 식욕을 조절할 수 없어 과식을 할 가능성이 높다.

또한 끼니를 거르지 않는 것도 중요하다. 끼니를 거르면 지방을 합성하는 효소가 활성화되는데, 우리 몸은 비상시를 대비해 칼로리를 대사, 소모시키기보다는 축적하려 한다. 그래서 끼니를 거르면 에너지 효율이 떨어져 다음 끼니에 폭식하게 된다.

식사습관 중 빨리 먹는 것도 고쳐야 할 부분이다. 이것 역시 비만의 원인이 되기 때문이다. 통곡식과 채식 중심의 식단은 이 문제를 해결해준다. 통곡식은 잘 씹어야만 넘길 수 있기 때문에 자연히 빨리 먹을 수 없고, 소화도 서서히 된다.

이처럼 식생활을 바꿀 때는 식단을 바꾼 후 무조건 먹으라고 하기보다는 왜 식단을 바꿔야 하는지 먼저 교육할 필요가 있다. 밥 대신 빵을 먹을 경우 빵을 통해 섭취하게 되는 버터와 설탕과 소금의 양이 얼마나 되는지, 즐겨 마시는 콜라에는 얼마나 많은 카페인과 설탕과 인이 들어 있는지, 인스턴트와 가공식품에 얼마나 많은 식품첨가물이 들어가는지, 그리고 그것들이 우리 몸에 어떤 악영향을 끼치는지를 알려줘야 한다. 아이들도 잘못된 식생활에 대해 먼저 알고 이해하게 되면 스스로 올바른 식생활을 실천하려 한다.

식생활을 바꾸는 것과 동시에 운동도 지속적으로 한다면 소아비만은 더 빨리 치료할 수 있다. 운동만이 몸에서 지방을 태

우는 역할을 하는 근육의 미토콘드리아를 늘리는 유일한 방법
이기 때문이다. 이때 과격한 운동보다는 아이들이 좋아할 만한
운동으로 가볍게 시작하는 것이 좋다. 아이들도 운동한 이후의
상쾌함을 느끼며 운동을 즐길 수 있도록 하는 것이 중요하다.

이처럼 지금까지의 잘못된 식생활을 자연적인 식사로 바로잡
고, 운동을 하며 아이들이 자신의 삶을 기쁜 마음으로 즐길 수
있게 되면 아이들은 분명 비만에서 벗어날 수 있다.

모든 것은 결코 하루아침에 이루어지지 않는다. 비만에서 벗
어나기 위해서는 조급해하지 말고 지금까지의 몸과 마음과 생
활방식에 대해 한 가지씩 점검해 가야 한다. 이것은 비만뿐만
아니라 건강한 삶을 위해서 우리 모두에게 반드시 필요한 작업
이다. 이처럼 아이들이 건강한 삶을 살 수 있도록 돕는 것이야
말로 부모가 아이의 미래를 위해 줄 수 있는 가장 큰 선물이 아
닐까 싶다.

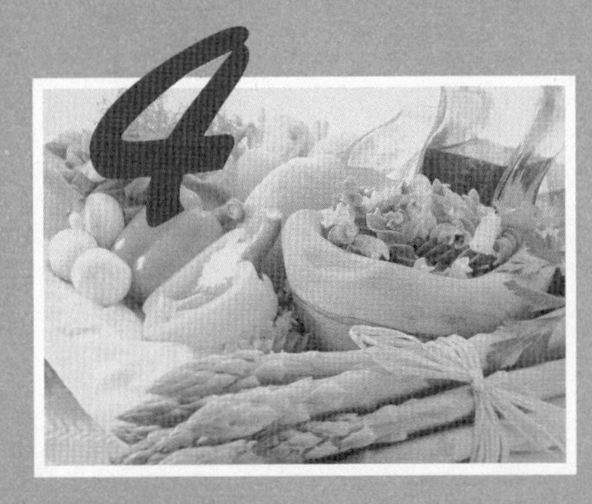

생명이 숨쉬는 밥상을
차리자

잘 먹지 못하거나 잘 자지 못하거나 배설을 잘 하지 못하면 우리 몸에는 바로 이상이 생긴다. 그럼에도 바쁘거나 번거롭다는 이유로 생명유지를 위한 최소한의 행위에조차 마음을 쓰지 않는 것이 우리의 모습이다. 먹고 자고 싸는 행위보다는 눈앞에 닥친 당장 해야 할 일이 더 중요하게만 여겨지기 때문이다. 하지만 먹고 자고 싸는 것을 잘 하는 것보다 더 중요한 일은 없다.

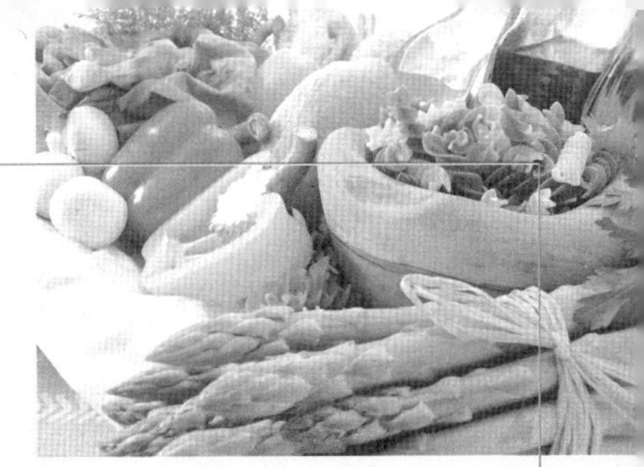

영양은 수치로 나타낼 수 있는 것이 아니다

모든 것이 부족해서 못 먹고 못 살던 시절에는 음식에서 영양을 따진다는 것은 상상도 못할 일이었다. 그러나 하얀 쌀밥과 고기를 언제든 먹을 수 있는 지금은 모두들 잘 먹고 있다고 생각하며 그래서 영양도 충분하다고 생각한다.

하지만 과연 그런 것인지 다시 한번 되짚어볼 필요가 있다. 경제적으로 풍요해지면서 과거에 비해 잘 먹게 되었는지는 몰라도 결코 제대로 먹고 있다고 할 수는 없는 상황이기 때문이다. 이제는 잘 먹게 되었다는 것이 곧 음식을 제대로 먹고 있다는 의미로 쓰여야만 한다.

사실 예전보다 먹을거리가 풍부해졌다는 것은 환상에 지나지 않는다. 먹을거리의 양은 많아졌을지 모르지만 질이 좋아지고 다양성이 살아 있는 것은 아니기 때문이다. 현재 우리가 먹는 음식을 돌아보면 종류도 몇 가지 안 될 뿐더러 자연 상태의 음식보다는 가공한 음식을 주로 먹고 있음을 알 수 있다. 이처럼 한정된 음식을 먹으면서도 우리는 잘 먹고 있다는 착각 속에 빠져 살고 있다. 그래서 과거에 비해 건강의 질도 낮아지고 있다.

어떻게 해야 제대로 먹으며 영양의 균형을 찾고 건강을 유지할 수 있을까? 이 시점에서 진정한 영양이란 무엇인지 생각해 볼 필요가 있다.

우리는 보통 영양이라고 하면 탄수화물, 단백질, 지방, 비타민, 무기질(미네랄)의 5대 영양소를 떠올린다. 5대 영양소를 골고루 섭취해야 건강하다고 배웠기 때문이다. 또한 탄수화물은 밥이나 빵을 통해, 단백질은 고기와 생선을 통해, 지방은 기름과 버터를 통해, 비타민과 미네랄은 채소와 과일을 통해 섭취할 수 있다고 알고 있다.

그래서 그런 5대 영양소가 들어 있는 밥, 고기, 생선, 채소, 과일, 우유 등을 모두 먹고 있기 때문에 영양을 충분히 섭취하고 있다고 여긴다. 양이 적든 많든 밥을 안 먹는 사람은 없고, 고기와 생선 역시 누구든 조금씩은 먹고 있으며, 튀김 음식 등을 통해 기름도 충분히 섭취하고 있고, 채소는 반찬으로, 과일은 후식과 주스 등으로 먹고 있다.

그러나 우리는 '탄수화물=밥과 빵, 단백질=고기와 생선, 지방=기름과 버터, 비타민과 미네랄=채소와 과일'이라는 너무 단순화된 도식 속에서만 영양을 생각해온 측면이 없지 않다. 영양소의 성분과 칼로리를 중요시하는 현대영양학이 이러한 인식의 확산에 일조해왔다.

물론 예전처럼 영양 섭취가 불충분해 영양실조에 걸리는 시대라면 칼로리의 보충은 중요하다. 하지만 지금은 칼로리가 넘치는 시대이다. 때문에 탄수화물, 단백질, 지방 등 칼로리를 내는 영양소들을 어떻게 섭취해야 하는가에 관한 방법적인 문제와 영양소 상호간의 유기적인 변화에 관한 문제에 대해서 고민해야 할 때이다.

비타민과 미네랄에 대해서도 비타민A의 결핍은 야맹증, 비타민B$_1$의 결핍은 각기병, 비타민C의 결핍은 괴혈병 등 영양의 결핍증을 해결하는 수준에서만 다루어 왔다. 하지만 이제 비타민 결핍으로 인한 야맹증이나 각기병, 괴혈병은 거의 찾아볼 수 없는 상황이다. 이제는 오히려 과다섭취한 칼로리로 인한 비타민, 미네랄의 상대적 결핍증에 대해 걱정해야 할 때다.

하지만 칼로리 과다섭취로 인한 비타민, 미네랄들의 미량 영양소의 결핍증은 모호해서 쉽게 판단하기 어려운 측면이 있다. 또한 비타민의 필요량은 사람마다 각기 다르고 처한 환경에 따라서도 달라진다.

이런 5대 영양소 외에도 예전부터 우리의 먹을거리였던 자연적인 상태의 음식들에는 아직도 밝혀지지 않은 많은 영양물질들과 미량 영양소들이 함유되어 있다.

따라서 이제 영양학은 건강한 삶을 위해, 그리고 건강한 몸과 마음을 만들기 위해 꼭 필요한 음식들을 어떻게 섭취해야 하는가에 대해 답할 수 있도록 노력해야 한다. 즉 기존의 칼로리 중심의 영양학에서 벗어나 개인이 처한 다양한 환경 등을 충분히 고려한 미량 영양소, 대사와 조절 영양소 중심의 영양학에 대해 고민을 시작해야 할 때다.

우리의 삶에는 수치만으로는 풀리지 않는 문제들이 아주 많다. 그런데 기존의 영양학은 사람에게 필요한 영양을 영양소별로 하루에 얼마씩 섭취해야 한다고 일률적인 수치로 정해놓고 있었다. 사람마다 몸무게도, 키도, 건강상태도, 스트레스 상태도, 처한 환경도 모두 다른데 영양소별로 일률적으로 정해진 하루 섭취량 속에 가둬놓았던 것이다. 이것은 우리 몸에서 일어나는 영양과 관련한 모든 일들이 '각기 다른 인간이라는 살아 있는 시스템 속에서 일어나는 일'이라는 점을 간과했기 때문이다. 또한 우리가 어떤 음식을 먹었을 때 예상되는 그 안의 모든 영양성분을 흡수해서 그만큼의 칼로리를 낸다는 보장도 없다는 것을 미처 생각지 못했기 때문이라 할 수 있다.

음식답지 못한 음식들과 칼로리 과잉섭취로 인해 발생하는 영양 불균형의 문제가 심각한 요즘, 영양에 대해 잘못 인식하게 되면 영양의 불균형으로 발생하는 현대의 무수한 질병 앞에 무력해질 수밖에 없다. 질병의 원인을 제대로 알아야만 치료도 제대로 할 수 있다.

또한 영양 불균형 문제는 하루아침에 발생하는 것이 아니라 오랜 시간 동안 잘못된 식생활과 생활습관을 통해 생명과 생명체와의 관계, 사람과 자연의 관계가 깨졌을 때 발생한다는 점을 기억하자. 따라서 질병을 치유하고 건강을 회복하기 위해서는 생활 전체가 바뀌어야만 한다. 이것은 영양의 균형을 지켜가는 길이기도 하다.

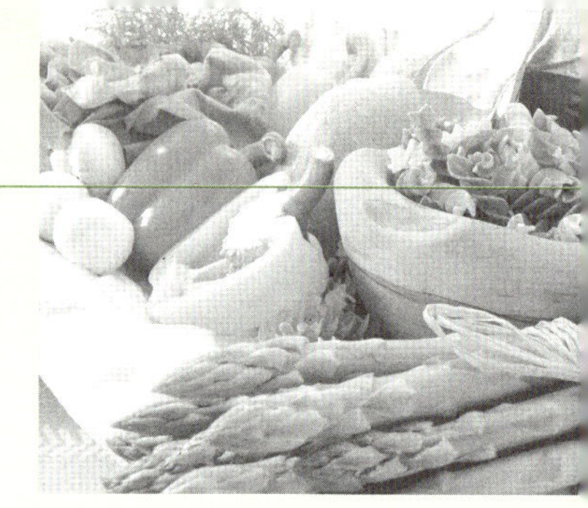

잘 먹고 잘 싸고 잘 자야 건강하다

갓난아이는 하루종일 오로지 먹고 싸고 자기만을 반복한다. 세상에 태어나서 처음으로 하는 이 세 가지 행위는 평생 동안 우리가 생명활동을 유지하기 위해서는 기본적으로 수행해야만 하는 행위이다.

잘 먹지 못하거나 잘 자지 못하거나 배설을 잘 하지 못하면 우리 몸에는 바로 이상이 생긴다. 그럼에도 바쁘거나 번거롭다는 이유로 생명유지를 위한 최소한의 행위에조차 마음을 쓰지 않는 것이 우리의 모습이다. 먹고 자고 싸는 행위보다는 눈앞에 닥친 당장 해야 할 일이 더 중요하게만 여겨지기 때문이다. 하지만 먹고 자고 싸는 것을 잘 하는 것보다 더 중요한 일은 없다.

먹고 자고 싸는 행위를 제대로 하지 않고 잘못된 생활습관을 들여도 처음부터 몸에 커다란 이상이 생기는 것은 아니기 때문에 이 기본적인 행위를 중요하게 여기지 않게 되었는지도 모른다. 불규칙한 생활로 몸의 균형이 깨어져도 우리 인체에는 그 불균형을 감당해서 일정한 조건을 유지하고자 하는 '생체항상성 生體恒常性'이라는 기전이 작동하고 있다.

하지만 인체에도 한계는 있다. 불규칙한 생활이 계속되다 보면 묵묵히 제 기능을 수행하던 기관들이 더 이상은 견딜 수 없다고 신호를 보내기 시작한다. 이 신호를 무시하고 불규칙한 생활을 지속하면 잘 견디는 것처럼 보이던 인체는 어느 날 갑자기 파업을 할 수도 있다.

세 가지 기본 행위 중에서 가장 큰 문제를 안고 있는 것이 바로 잘 먹는 부분이다. 많은 사람들이 바쁘다는 이유로 일단 아무거나 먹어서 배만 부르면 된다고 생각한다. 또한 맛만 있으면 최고라고 여긴다. 먹을거리에 대해 조금 고민하는 사람이라면 여기서 좀더 나아가 5대 영양소와 칼로리를 제대로 섭취하고 있는지를 따진다.

그러나 이것만으로는 정말 잘 먹고 있는 것이라 할 수 없다. 매일 먹는 먹을거리의 안전성과 우리 몸에 적합한 먹을거리인지 등을 먼저 살피면서 먹을거리를 선택해야 비로소 제대로 먹고 있다고 할 수 있다.

음식은 생명을 낳고 기른다. 지금 우리가 먹는 것이 곧 우리의 몸과 마음의 건강을 좌우하는 것이다. 그렇다면 이제 더 이상 바쁘다거나 허기만 면하면 된다는 생각으로 간편하고 손쉽게 먹을 수 있는 패스트푸드, 인스턴트와 가공식품 등을 찾아서는 안 될 일이다.

먹으면 당연히 몸밖으로 배출되는 것이 있기 마련이다. 그런데 이런 배변 또한 아침시간이 바쁘다는 이유로, 집밖에서는 불편하다는 이유 등으로 변의를 느껴도 꾹 참는 사람이 많다. 또한 섬유질이 결핍되어 배설작용을 어렵게 하는 음식도 우리가 화장실에서 멀어지게 하는 데 일조한다. 그러나 배변이 원활히 이루어지지 않으면 만병의 원인이 될 수도 있다.

변의가 느껴지면 바로 화장실로 달려가야 한다. 몸에서 노폐물을 배설하는 일보다 더 바쁘고 중요한 일은 없다고 여겨야 한다. 시설이 안 좋아 냄새가 진동하는 화장실이라도 변의를 느낀다면 바로 달려가라. 냄새나는 화장실을 기피한다면 몸 안에 변이 쌓여서 썩어가게 된다. 더러운 화장실보다는 몸 안에서 썩어가는 변이 더 더럽다.

또한 먹고 싸면서 제대로 활동하기 위해서는 잠도 잘 자야만 한다. 그런데 갈수록 경쟁이 치열한 사회가 되다 보니 남들보다 조금 덜 자고 일을 하거나 공부를 해야 살아남을 수 있다는 생각이 만연하다. 대입수험생

신체는 일정한 리듬을 가지고 움직인다. 그런데 다른 일을 하기 위해 잠을 줄임으로써 그 리듬이 깨져버리면 가깝게는 다음날 피곤한 것뿐만 아니라 멀게는 미래의 건강도 잃게 된다.

들에게는 '4당 5락'이라는 말까지 있을 정도이다. 4시간 자면 대학에 붙고, 5시간 자면 대학에 떨어진다는 웃지 못할 이야기이다.

그러나 다른 욕구를 채우기 위해 잠자는 시간을 줄인다는 것은 위험한 발상이다. 잠자는 시간은 단순한 휴식을 넘어 우리 몸에서 아주 중요한 일들이 일어나는 시간이기 때문이다. 두뇌가 쉬는 깊은 수면상태에서 인체는 고장난 곳을 복구하고, 노폐물을 내보내며, 다음날 사용할 생리물질들을 만들어낸다.

신체는 일정한 리듬을 가지고 움직인다. 그런데 다른 일을 하기 위해 잠을 줄임으로써 그 리듬이 깨져버리면 가깝게는 다음날 피곤한 것뿐만 아니라 멀게는 미래의 건강도 잃게 된다. 우리 몸은 낮에는 활동하고 밤에는 잠을 자야 제대로 작동하게 되어 있다는 사실을 잊지 말자. 해가 뜨고 지는 것을 따라 일찍 자고 일찍 일어나야 신체의 리듬을 지키면서 건강을 유지할 수 있다.

세계보건기구에서는 정신적으로 편안하고, 육체적으로 불편함이 없고, 사회적 활동이 충분히 가능하고, 안정감을 유지하며, 영적으로 감사할 수 있는 능력을 가진 상태를 최적의 건강이라고 정의하고 있다. 이러한 건강을 구현하기 위해서는 더욱 더 우리 몸에 유익한, 그래서 해가 되지 않는 음식을 먹고, 잘 싸고, 잘 자는 규칙적인 생활의 리듬을 지키도록 노력해야 한다.

서구에서는 경제적 풍요를 누리다가 무수히 증가한 질병과 맞닥뜨리고 나서야 그간의 생활을 반성하며 건강을 돌아보게 되었다. 우리는 그런 전철을 밟지 않도록 해야 하겠다.

그러나 식생활이 급격히 서구화되면서 이미 우리에게서도 그런 조짐이 나타나고 있다. 한 번 사는 인생 먹고 싶은 것 맘 껏 먹고 사는 게 좋지 않겠냐고 생각할 수도 있겠지만, 그것은 한탕주의와도 같은 위험한 생각이다.

오히려 한 번밖에 살 수 없는 인생이기 때문에 더더욱 몸을 소중히 해야 한다. 그러기 위해서는 먹고 싶다고 해서 몸에 좋 지 않은 것을 뻔히 알면서도 먹기를 멈추지 않는 우를 범해서 는 안 될 것이다.

하지만 잘못된 식생활 습관을 바로잡고 올바른 식생활을 하 고자 하는 것이 먹고 싶은 것을 억지로 참아야만 하는 고통의 시간이라고 오해할 필요는 없다. 우리 몸을 위하는 음식을 먹 는다는 것은 예전부터 우리 조상들이 먹어왔던 극히 자연스러 운 음식 상태에 익숙해지는 것이다. 그래서 한번 길들면 더 이 상 결코 억지로 참고 따라야 하는 식생활이 아니라 몸도 마음 도 편안해지는 식생활로 다가온다.

생명의 세계에서는 배가 고프면 먹고, 싸고 싶으면 싸고, 자 고 싶으면 자는 것이 정상이다. 이런 정상적인 욕구를 식욕이 없다거나 먹고 싶지 않다고 해서 굶고, 싸고 싶은 것을 참고,

잠을 줄이거나 잠 잘 시간에 다른 일을 하는 것은 정상적인 생명활동을 방해하는 일이다. 오늘 자신의 생활은 정상적인 생명활동을 영위하는 데 얼마나 적합한지 돌아봐야 할 때이다.

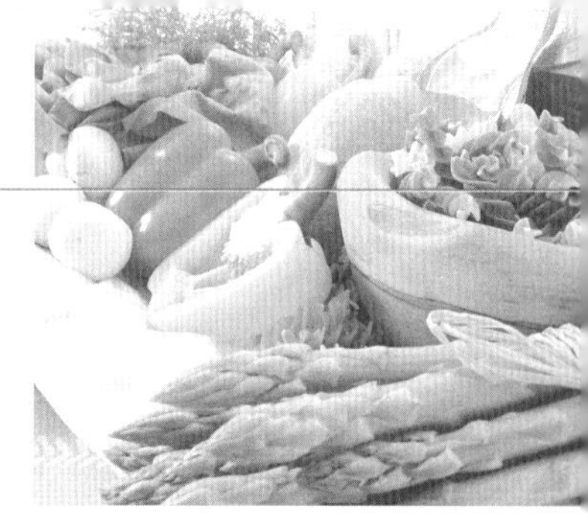

먹는 것이 곧 병이 되는 시대

현대의학의 발전이 많은 세균성 감염을 줄이는 데 기여한 것은 분명 사실이다. 하지만 오스트리아의 역사가인 이반 일리히 Ivan Illich는 그의 유명한 저서 《병원이 병을 만든다》에서 전문가의 의료 통제가 낳은 파괴적 경향, 진찰과 치료가 도리어 병을 만들어내는, 질병의 치료에 의해 생기는 역설적인 피해에 대해 고발하고 있다. 그에 따르면 세균성 질환이 감퇴한 것은 의사나 병원에 의한 것이라기보다는, 주택의 개선과 미생물 유기체가 갖는 독성의 감퇴 등도 하나의 원인이겠지만 무엇보다도 영양의 개선으로 인간의 저항력이 높아졌기 때문이라고 한다.

현대 질병의 변화와 그 추세는 그의 이러한 지적에 강한 근거를 제시하고 있다. 현재 모든 세균성 질병, 감염성 질병은 백신으로 예방하거나 약물로 치료되는 것이 아니라 영양의 개선과 함께 감소하는 경향을 보이고 있기 때문이다.

하지만 근래 잘못된 식생활로 영양의 불균형이 가속화되면서 면역기능이 저하됨에 따라 세균성 질병과 감염성 질병이 다시 증가하는 양상을 보이고 있다.

예전보다 잘 먹고 있기 때문에 영양도 부족하지 않다고 생각하는 시대지만 간염 백신을 맞지 않는 사람은 거의 찾아보기 힘들다. 그럼에도 불구하고 간염 발생률은 줄어들지 않고 있다. 이처럼 세균성·감염성 질병이 다시 유행하는 것은 식품 질의 변화, 화학첨가물의 섭취 증가 등 잘못된 식생활과 무관하지 않다. 잘못된 식생활로 인해 신체의 대사리듬이 혼란스러워지고, 이로 인해 만성적인 대사성 질병이 야기되고 있는 것이다. 현재 이러한 질병의 증가는 심각한 수준에 이르고 있다.

대장암·직장암·유방암 등과 같이 급속히 증가하고 있는 암 질환, 당뇨, 동맥경화, 고혈압, 심근경색, 원인 모를 면역질환 등 대부분의 만성병이 모두 식생활과 관련되어 있다. 이와 같이 현재는 먹는 것이 원인이 되어 발생하는 질병을 앓고 있는 식원병 食原病의 시대라 할 수 있다. 또한 오랜 세월에 걸친 잘못된 식생활을 비롯한 생활습관이 문제가 되어 질병이 발생하는 생활습관병의 시대이기도 하다.

어른에게서만 나타난다고 해서 성인병이라고 했던 것들이 이제는 아이들에게서까지 나타나고 있다. 아이들도 혈당이 오르고, 혈압이 오르고, 콜레스테롤 수치가 오르고 있다. 또한 각종 소아암들도 증가하고 있다.

이러한 질병이 나타나는 것보다 더 큰 문제는 비록 질병으로 진단되지는 않지만, 잘못된 식생활로 인해 아이들의 성장과 면역에 장애가 발생하고, 학업에 집중하지 못하고, 성격이 변하고, 정신적인 문제를 앓고 있다는 점이다.

이러한 것은 식품첨가물에서 비롯된 피해이기도 하다. 식품에 첨가하는 식품첨가물이라고 해서 우리가 먹는 모든 음식에 첨가해도 된다는 것은 아니다. 대부분의 식품첨가물은 생명활동을 유지하는 데 필요한 영양물질이 아니다. 오히려 생명활동과는 조금도 관련이 없는 화학물질로, 동물실험에서 조직적인 변화가 확인되지만 않으면 사용이 허가되는 물질들일 뿐이다.

식품에 첨가된 이런 화학물질은 인체에서 볼 때는 음식이 아니라 낯선 이물질에 지나지 않는다. 그래서 식품첨가물이 체내에 들어오면 해독시키고 배설하기 위해 많은 영양분을 소모하게 된다. 그로 인해 면역과 성장에 쓰여야 할 영양분까지도 식품첨가물을 해독하고 배설하는 데 쓰이게 되고 신체는 혼란 상태에 빠지게 된다.

그런데도 우리는 자신이 하루에 얼마나 많은 식품첨가물을 먹고 있는지 알지 못한다. 우리나라에서는 표시기준도 엄격하지 않아, 어떤 식품첨가물을 그 식품에 얼마나 넣었는지 포장에 제대로 표기하지 않기 때문에 소비자로서는 알 도리가 없다.

이런 식품첨가물로부터 가장 큰 피해를 입는 것은 아이들일 수밖에 없다. 술에 만취하면 술이라는 화학물질이 배설되기 전까지 자신의 말과 행동을 조절할 수 없는 것처럼, 식품첨가물은 아이들의 마음과 행동을 분리시킨다. 아이들이 원하지 않아도 잘못된 행동을 하도록 만들어버리는 것이다.

아이들이 산만해지고, 어쩔 줄 몰라 하고, 자신이 무슨 일을 저지르고 있는지도 모르는 상태를 '행동의 독리현상'이라고 한다. 식품첨가물을 섭취하는 것 외에도 도정과 가공으로 필수영양소가 제거된 음식물 섭취와 그로 인한 대사상의 혼란이 원인이다. 그렇기 때문에 인스턴트와 가공식품, 청량음료 등에 들어가는 수없이 많은 식품첨가물들을 더 엄격히 제한할 필요가 있다. 겉보기에는 더없이 맛있어 보이기만 하는 음식들이 우리 몸 안에 들어가면 질병을 일으킨다는 점을 알아야 한다.

우리는 지금껏 맛있다고 먹었고, 영양이 넘치는 줄 알았기에 먹었고, 어린 시절 못 먹은 것이 한이 되어 먹었다. 하지만 그렇게 먹은 것들이 곧 병이 되고 있다. 때문에 이런 시대에 생명이 숨쉬는, 그래서 건강을 유지할 수 있는 밥상을 차리는 것만큼 중요한 일은 없을 것이다.

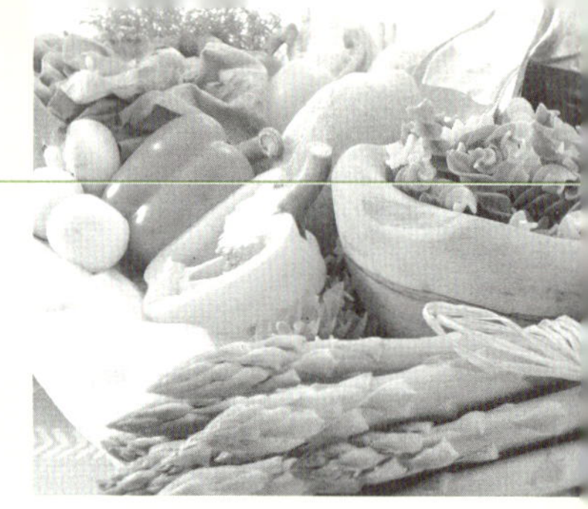

먹는 음식에 따라 몸의 성질이 바뀐다

사람의 체질을 소음인, 소양인, 태음인, 태양인의 네 가지로 나누어 체질별로 맞는 음식과 맞지 않는 음식을 나누는 사상의학을 접하게 되면 무엇을 먹어야 할지 더 고민되는 것이 사실이다. 사상의학에서 나누는 체질에 맞춰 밥상을 차리기란 그리 쉽지 않은 일이다. 더구나 가족들이 체질이 다 다르다면 더 그럴 수밖에 없다. 그러다 보면 내가 음식을 먹는 주체가 되기보다는 음식에 끌려 다니는 느낌을 받게 되기도 한다.

하지만 급속한 식생활의 변화와 사회환경의 변화는 우리 몸의 성질 자체를 바꾸어놓기도 한다. 따라서 체질에 따라 먹을거리를 나누는 것은 현대인의 급격한 식생활의 변화와 라이프스타일을 구체적으로 반영하지 못하고 있는 측면이 있다. 정백식품과 가공식품 등 예전과는 질이 다른 음식을 먹고 사는 현대인의 체질이 예전과 똑같다고 할 수는 없는 노릇이다.

무엇보다 현대인들에게 문제가 되는 것은 변질된 미각과 과식이다. 그래서 지방과 당분의 과다섭취로 췌장질환이 무섭게 증가하고 있기도 하다. 하지만 단순히 체질에 따라 먹을거리를 나누는 것은 이런 부분에 구체적으로 대응하지 못한다. 따라서 체질에 따라 나눈 먹을거리들을 어떤 측면에서 질병의 치료에 도움이 될 수 있을지 밝힐 필요가 있다.

또한 아무리 자신의 체질에 맞고 몸에 좋다고 해도 그것만을 먹고 살 수는 없는 일이다. 인간의 몸에 필요하고 맞는 음식을 제대로 먹고 있다면 한의학적인 측면에서 볼 때도 서로 음양이 상쇄되거나 영양학적으로도 보완되어 문제를 일으키지 않을 것이다. 그러나 그렇게 먹고 있지 못하기 때문에 문제가 일어나는 것이다. 체질보다는 잘못된 식생활에 더 큰 문제가 있다 할 수 있다.

체질을 어쩔 수 없는 것으로 받아들이기보다는 체질에 대해 정확히 알고 넘어갈 필요가 있다. 체질이란 몸의 성질, 즉 체세포의 성질을 말하는 것이다. 우리의 몸은 커다란 기관들과 기관을 이루는 조직, 조직을 이루는 약 100조 개의 세포로 구성되어 있다. 그리고 세포는 지방과 단백질이라는 세포막으로 쌓여 있고, 그 세포 안의 소기관들도 모두 영양물질을 기본으로 만들어지게 되어 있다. 따라서 체세포의 성질은 무엇을 먹는가에 따라 달라지게 된다.

먹는 것에 따라 우리 몸의 성질이 달라진다는 것은 좁은 의미에서는 음식만을 생각할 수도 있지만, 먹을거리가 생산되는 자연과 사회환경 모두를 포함해서 생각해야 할 문제이다. 결국 체질은 자연의 기운과 자신을 둘러싼 환경 속에서 달라지게 된다. 음식은 단지 자연과 환경의 상태를 나타내는 구체적인 지표라 할 수 있다.

물론 한번 타고난 체질은 쉽게 바뀌지 않는다. 하지만 올바른 먹을거리를 지속적으로 공급해 인체에 반드시 필요한 필수 영양물질들로 교체되기 시작하면 체질도 달라질 수 있다. 아니 체질이 달라진다는 표현보다는 타고난 체질이 살아가는 데 문제가 되지 않는다고 표현하는 것이 더 적절할지도 모르겠다.

보통 인체에서는 1년 동안 98%의 세포가 교체된다고 한다. 그렇다면 1년이라는 시간 동안 꾸준히 노력한다면 내 몸의 세포를 새로운 성질을 가진 세포로 교체할 수도 있다는 이야기이다.

따라서 체질을 탓할 필요도 없고, 약을 먹어서 체질을 바꾸려 할 필요도 없다. 체질은 한약 몇 재 먹는다고 바뀌는 것이 아니라 어떤 음식을 먹는가에 따라, 또한 마음가짐과 생활습관에 따라 달라지는 것이기 때문이다.

사상의학에서 구분하는 체질과 관련한 논의 이외에도 산성 체질이냐, 알칼리성 체질이냐 하는 것도 많은 논란을 일으키는 부분이다. 그러나 산성인지 알칼리성인지를 나누는 우리 몸의 pH는 그렇게 쉽게 균형을 깨뜨리고 문제를 일으키지 않는다. 우리 몸의 체액은 pH 7.35~7.45의 약알칼리성 상태를 언제나 일정하게 유지하기 때문이다. 만약 체액이 pH 7.35 이하나 pH 7.45 이상 쪽으로 조금만 이동해도 신체는 생명에 위협을 받게 된다. 그래서 우리 몸에는 그 전에 스스로 체액을 약알칼리성으로 유지할 수 있는 자동조절 장치가 있다.

산성식품이 우리 몸에서 문제가 되는 것은 체액의 변화보다는 산성물질의 피해를 줄이기 위해 칼슘, 마그네슘 같은 미네랄을 소모하게 되기 때문이다. 즉 우리가 체질이 산성인지 알칼리성인지 고민하는 것은 곧 칼슘, 마그네슘 같은 미네랄의 결핍으로 오는 증상을 놓고 고민하는 것이라고 할 수 있다.

따라서 육류, 우유, 달걀, 정백식품, 설탕 등과 같은 산성의 화합물을 많이 만들어내는 식품의 섭취를 줄이고 칼슘, 마그네슘 같은 미네랄이 풍부한 식품을 적극적으로 섭취하는 것이 미네랄 결핍을 막을 수 있는 길이다.

특히 지방은 체세포의 성질을 변화시키는 데 많은 영향을 미친다. 세포를 싸고 있는 세포막은 지방과 단백질로 구성되어 있는데, 물질의 투과성과 세포의 유동성, 국소호르몬의 분비

등에 관여한다. 세포막의 상태가 건강해야만 우리가 먹은 영양물질이 세포 내로 잘 진입하고, 세포 안에서 발생한 대사물과 노폐물은 밖으로 나올 수 있고, 외부의 자극에 대해서는 국소적인 호르몬을 만들어 급변한 환경에 즉각적으로 반응할 수 있는 것이다.

그런데 세포막의 단백질은 쉽게 변질되지 않는 데 비해, 지방은 쉽게 산화되고 손상을 받아 변질되기도 한다. 따라서 어떤 지방을 섭취하는가에 따라 세포막의 성분이 달라지게 되고 체세포의 성질이 달라지게 된다.

지방에는 고체상태의 동물성 지방과 액체상태의 식물성 지방이 있다. 식물성 지방에는 몸에서 만들어내지 못하는 필수지방산들이 있는데, 이것은 극히 불안정해서 쉽게 변질된다. 때문에 건강한 세포막을 구성하기 위해서는 변질되지 않은 좋은 지방산들을 섭취해야 한다. 고열과 고압 속에 변질되거나 가공된 기름을 섭취하는 것은 세포막의 구성에 좋지 않다.

이처럼 어떤 지방을 섭취하는가가 곧 체질과 건강으로 직결되는 것이다. 안 좋은 지방의 섭취로 세포가 굳어지고, 물질의 이동과 순환이 원활하지 않고, 과민성 상태가 되어 알레르기 질환이 증가하게 된다.

따라서 사상의학의 네 가지 체질이나 산성·알칼리성으로 체질에 대해 소극적으로 인식하기보다는, 체질을 바꾸는 것은 식생활을 바꾸는 데서 출발한다는 점을 이해하고 잘못된 식생활을 개선하기 위해 노력해야 한다.

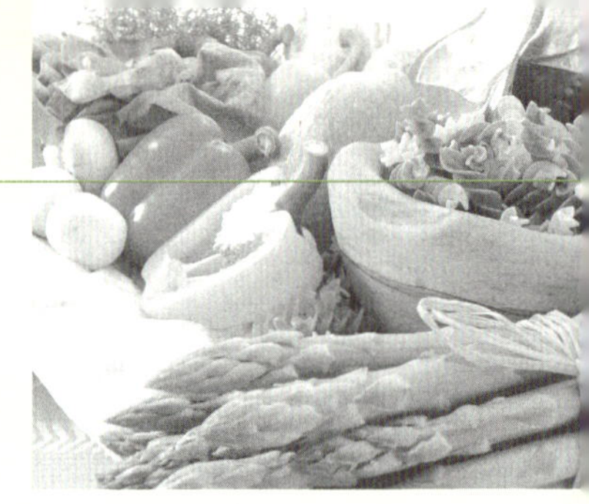

몸이 보내는 경고를 무시하지 말자

인류는 옛부터 건강과 무병장수를 꿈꿔왔다. 이것은 현재도 마찬가지이다. 그래서 누구나 건강하기를 소원하지만 모두가 건강을 자신할 수 있는 것은 아니다. 우리의 몸은 매일매일 변화하는 유기체라 할 수 있다. 그래서 건강이란 어떤 고정된 상태를 말하기보다는 생활 속에서 건강을 얼마나 잘 유지할 수 있는가 하는 문제가 된다. 특히 삶에서 건강이란 문제는 우리 삶이 질병과 고통을 향해 가고 있는지, 건강을 향해 가고 있는지 하는 과정과 방향의 문제가 된다.

그만큼 건강은 우리 삶에서 중요한 명제이다. 그래서 여러 가치 중 건강을 최상위에 올려놓는 현대인들 중에는 '건강 염려증'에 걸리는 사람도 있다. 그러나 이렇게 건강에 대해 끊임없이 고민하며 두려워만 하는 것은 소모적인 행동이다. 무엇보다 평소의 식습관과 생활습관이야말로 건강과 질병을 구분하는 척도가 된다는 사실을 알아야 한다.

건강을 유지한다는 것은 좋은 습관에 익숙해지는 생활 그 자체를 말한다. 건강에 대한 지나친 욕심, 소망, 넘치는 자신감, 동요가 없을 때 오히려 건강을 유지할 수 있게 된다. 또한 질병과 죽음에 대한 두려움이나 공포에서 벗어날 때 건강할 수 있다. 특히 나의 건강은 하루아침에 하늘에서 내려지는 것도, 의사가 지켜주는 것도 아니라는 사실을 잊어서는 안 된다.

건강하기 위한 현대인들의 노력은 눈물겨울 정도이다. 그러나 때로는 건강을 위한 이러한 노력들이 건강에 대한 아무런 해답도 주지 못할 때가 있다.

사람들은 건강하기 위해, 그리고 질병을 치료하기 위해 약과 의사와 의료체계를 과신하고 의지하는 경우가 많다. 그래서 최고의 의사만을 찾아다니는 이른바 닥터 쇼핑도 하고, 특효약이라면 아무리 비싸도 비용을 지불하는 것을 마다하지 않는다.

그러나 그 과정에서 정작 치료의 주체인 당사자는 소외되어 버린다. 건강을 염려하며 질병을 치료하고자 하는 사람은 치료 과정에서 아무것도 할 수가 없는 것이다. 오로지 의사의 말 한마디에 일희일비할 뿐이다.

질병이나 건강은 모두 자신의 삶의 결과이다. 어느 날 갑자기 운이 나빠서 세균에 감염되거나, 하루아침에 혈액이 탁해져 심장병에 걸리거나, 하루아침에 췌장이 나빠져 당뇨병에 걸리는 것도 아니다. 질병은 자신이 어떻게 살아왔는지 그 이력을 보여주는 하나의 결과물이라 할 수 있다. 오늘을 어떻게 사는가가 내일의 건강을 가져올 수도, 질병을 가져올 수도 있는 것이다.

질병이 찾아오는 것이 반가운 사람은 없겠지만, 삶의 결과물인 질병은 새로 태어날 수 있는 계기가 되기도 한다. 몸이 얼마나 심각한 상태에 빠져 있는지를 친절하게 알려주는 것이 바로 질병이기 때문이다. 그렇다면 더 이상 질병을 두려워하고만 있어서는 안 된다. 질병이 던져주는 경고 메시지를 잘 파악하고 지금까지의 잘못된 삶의 형태를 바꿔야만 더 악화되는 것을 막고 건강으로 돌아갈 수 있다.

질병에 걸렸을 때 절망하고 그런 상황이 자신에게 닥친 것에 대해 분노하면 치료가 더욱 어려워진다. 오히려 질병을 통해 남보다 먼저 삶을 반성하고 인생의 순리를 깨달을 수 있는 기회가 주어진 것에 감사해야 한다. 그런 감사의 마음이 질병을 치료하는 기본이 된다. 감사하며 질병을 있는 그대로 받아들이면 내가 무엇을 해야 할지 알게 되고 몸이 건강한 방향으로 움직이게 된다는 점을 기억하자.

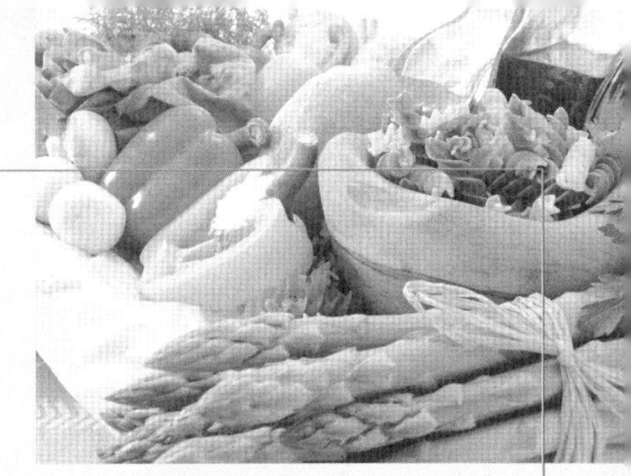

내 안의 치유력으로 질병을 치료하자

아이가 감기에 걸리기라도 하면 엄마들은 약과 병원부터 찾는다. 그래야만 빨리 낫는다고 믿기 때문이다. 독감에 대비해서는 예방주사를 미리 맞히기도 한다. 하지만 현대의학은 아직도 감기 바이러스를 완전히 퇴치하는 약물을 개발하지 못하고 있다. 200여 종이 넘는 바이러스에 의해 발병하는 감기는 이런 현대의학을 비웃기라도 하듯 계절이 바뀔 때마다 어김없이 찾아온다.

그때마다 병원을 찾고 약을 먹으며 어떻게든 감기에서 빨리 벗어나기 위해 몸부림치지만 사실 감기는 일정 시간이 지나면 자연치유력으로 회복될 수 있는 질병이다. 그래서 감기는 약 먹으면 1주일, 안 먹으면 7일이라는 말도 있다. 감기 증상이 있을 때 우리가 먹는 약은 항생제, 진통제, 스테로이드제, 항히스타민제, 진해제 등으로 증상에 대한 고통을 일시적으로 제한하기 위한 대증약, 대증요법제들에 지나지 않는다.

감기에 걸렸을 때 몸이 아프고 열이 나는 것은, 체내에서 바이러스와 싸우는 합성약인 인터페론을 만드는 과정에서 열이 나고 그로 인해 몸에 통증이 유발되기 때문이다. 이러한 고열과 통증은 처음부터 무조건 없애야 하는 그런 부정적인 증상만은 아니다.

감기는 기운이 모두 쇠진했으니 휴식을 취하라는 일종의 신호와 같다. 따라서 약을 먹지 않아도 충분히 휴식을 취하면 자연치유력으로 낫게 된다. 그런데도 아이가 감기에 걸렸을 때 엄마들은 약을 먹이고 주사는 맞히면서도 피자, 치킨, 햄버거, 콜라 등을 먹는 것은 아무렇지도 않게 생각한다. 감기에서 회복되는 데 몸에 나쁜 음식들이 도움이 되지 않는다는 것은 조금만 생각해봐도 알 수 있는 일인데 말이다.

또한 감기에 걸릴 때마다 매번 약을 먹게 되면 작은 감기 증상도 스스로의 힘으로 이겨내지 못하게 된다. 때문에 약물을 상습적으로 복용하는 것에는 주의를 기울여야 한다.

옛날 사람들은 감기에 걸리면 장작불을 지핀 아랫목에서 솜이불을 뒤집어쓰고 땀을 냈다. 바이러스는 열에 약하기 때문에 감기에 걸렸을 때 열이 나거나 체온을 올리고자 하는 것은 자연스럽게 회복을 돕는 일이다. 따라서 우리 조상들이 감기에 걸렸을 때 몸을 따뜻하게 해서 열을 내고, 황토방과 장작불에서 나오는 원적외선으로 인체 깊숙한 곳까지 에너지의 흐름을 증가시켜 주었던 것은 현명한 자가치유법이었다 할 수 있다.

이반 일리히는 《병원이 병을 만든다》에서 현대사회는 사회 의료화의 발달로 스스로 낫는 것을 잊고 사는 사회라고 지적하고 있다. 항생제의 개발과 외과수술의 발달이 생존하는 환자수를 늘리는 데 기여한 것은 사실이지만 대부분의 화학요법은 질병으로 인한 사망 또는 질병 그 자체를 감소시키지는 못했다는 것이다. 성홍열·디프테리아·백일해 등은 그 원인과 치료법이 발견되기 전에 이미 90% 정도 발병률이 감소한 상태였다고 한다. 결국 의료의 사회화, 제도화, 전문화, 독점화 속에 병원을 통해 질병이 양산되며, 자율적 의지가 아닌 타율적 관리에 의해 질병이 증가하고 있다는 것이다.

이것은 의미 있는 지적이다. 우리는 공기 중에 떠다니는 셀 수 없이 많은 바이러스와 세균들을 모두 피해 다니며 살 수는 없는 노릇이다. 좋든 싫든 이것들과 함께 살아갈 수밖에 없다. 감기를 비롯한 모든 감염성 질병이 낫는 과정은 의사의 진료와 약사의 약물투여로 인해 치료되는 것이 아니라 결국 인간의 면역기능, 즉 몸에 침입한 세균과 싸우고 손상된 신체를 복구하는 자연치유력에 의한 것이라는 점을 기억해야 한다.

한편 잘못된 식생활과 환경오염으로 발생하는 대부분의 만성질환도 급성 혹은 감염성 질환의 경우와 크게 다르지 않다.

오랜 시간에 걸쳐 진행되어 신체 내의 교란으로 발병하는 만성질환 역시 약으로 치료되는 것이 아니라 식생활과 생활습관을 바꿔야만 치유될 수 있는 병이다.

이처럼 모든 질병은 그것이 급성이든 만성이든 관계없이, 또한 약물과 수술의 도움을 받든 받지 않든 관계없이 자신의 몸의 자연치유 능력이 정상적으로 발휘해야 나을 수 있다. 인체는 음식을 통해 공급된 영양성분으로 호르몬, 항체, 신경전달물질, 면역물질 등 체내 합성약을 만드는 방법을 유전자 속에 기억하고 있으며 필요에 의해 만들어내기도 한다. 음식의 변화, 환경의 오염, 심리적 불안정에 의한 면역력과 자연치유력의 저하 등이 현대인의 질병과 관련되어 있기 때문에 이를 한 가지씩 해결하기 위한 자율적 치유방법들을 터득해나갈 필요가 있다.

의사나 약사는 사람들이 건강한 음식과 올바른 생활습관, 휴식과 심리적 안정으로 체내의 합성약인 면역물질을 만들어 자연치유력을 높이는 과정에서 친절한 안내자 역할을 해야 한다.

치료care와 치유healing는 분명히 다른 개념이다. 대증요법을 비롯한 다양한 대체요법을 통해 요법therapy을 시행하는 사람의 입장에서는 질병을 치료 care하는 것이 되지만, 환자의 면역력과 자연치유력을 중심으로 이해하는 입장에서는 질병은 치유 healing되는 것이다.

이때 치료는 치유와 상응하는 개념도 아니고 우위의 개념도 아니다. 환자를 중심으로, 인간의 자연적인 치유능력을 중심으로 보는 치유가 더 본질적인 개념이라 할 수 있다. 그런 면에서 모든 요법에 대해 맹신하고 의료공급자 중심으로 사고하는 것은 큰 문제이다. 수요가 있어야 공급이 발생한다는 측면에서 볼 때 모든 치료자는 환자가 있기 때문에 발생하게 된 직업이다.

따라서 개인의 환경과 정치·경제·사회·문화·자연환경의 영향 속에서 질병이 발생한 환자들에 대한 보다 근본적인 이해가 필요하다. 독점된 지식을 기반으로 환자 위에 군림하거나, 개인의 구체적인 상황에 대한 인식 없이 자신의 치료방법에 대한 맹신으로 환자를 질병 치료과정에서 소외시켜서는 안 된다. 결국 질병을 치료하기 위해서는 이처럼 환자에 대한 전반적인 이해를 바탕으로 자연치유력을 극대화시켜줄 수 있는 의료공급자를 만나는 것이 중요하다.

한편 최근 들어 이러한 인간의 자연치유 능력을 증가시키기 위한 방법들이 사회 전반에서 다양하게 시도되고 있는 것을 볼 수 있다. 침과 뜸, 지압과 안마, 척추교정과 마사지, 요가와 기공, 향기치료와 음악치료, 심리치료와 정신요법 등 실로 다양한 방법들이 시도되고 있다. 어쩌면 이것은 환경의 변화에 따른 현대인의 질병의 변화 속에 나타나는 자연스런 현상이라 할 수 있을 것이다.

질병은 이처럼 다양한 방법을 통해 회복과 치유의 과정을 밟을 수 있다. 의사가 병을 고치기도 하지만, 우리가 먹는 밥이 병을 고칠 수도 있고, 때로는 종교적 신앙심이 병을 고칠 수도 있다.

미국을 비롯한 서구에서는 이러한 일련의 흐름을 하나로 묶어 자연치료의학이라는 학문으로 인정하고 있으며, 자연치료의사를 양성하는 학교도 운영하고 있는 상황이다. 클린턴 정부 시절 미국은 백악관 내에 정부산하로 '대체의학위원회'를 두어 정부 차원의 연구와 지원에 나서기도 했다.

뿐만 아니라 미국에는 현재 정통의학을 가르치는 의과대학 외에도 100여 년의 전통을 자랑하는 카이로프락틱 의학을 가르치는 대학과 자연치유대학이 있어 자연치료의사, 카이로프락틱 의사들이 전문적으로 양성되고 있기도 하다. 이곳에서 양성된 이들은 일선에서 약과 수술을 사용하지 않고 자연적인 치유방법에 의한 질병의 예방과 치료를 위해 일차 진료의로서의 역할을 해내고 있다.

이처럼 변하는 질병에 따라 세상도 변하고 있다. 병원이나 약을 통해 행해지는 질병 치료에 대해 맹목적으로 과신하는 것은 자신의 건강을 위해서 그다지 좋은 일이 아니다. 지금이야말로 그동안 약과 병원에만 의지해 잊고 있었던 우리 몸 안의 자연 치유력을 다시 불러일으킬 때가 아닐까?

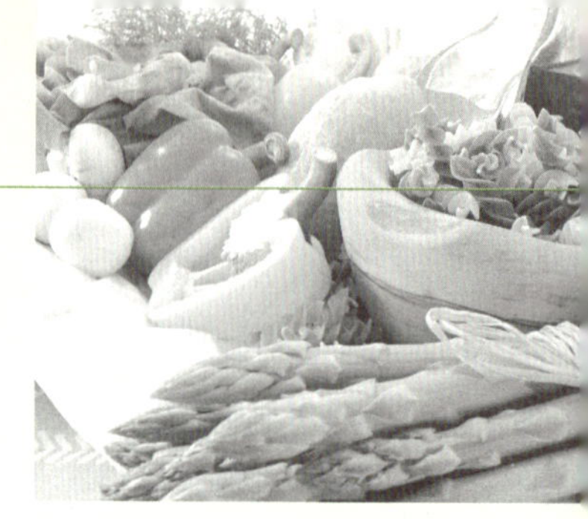

생명을 살리는 생명의 밥상을 차리자

나에게는 요리를 잘하는 것이 자랑이던 시절이 있었다. 중학교 시절 가정시간에 내게 붙여진 별명은 '김채'였다. 어린 나이에도 불구하고 나는 상당히 칼질을 잘했는데, 특히 채를 곱게 쳐냈기 때문에 붙여진 별명이었다. 스스로 요리를 잘한다는 자신감은 결혼 이후에도 변하지 않았다. 맛있게 음식을 해내면 그것이 최상이었다. 그리고 보기 좋은 떡이 먹기도 좋다고 이왕이면 보기에 좋은 색다른 메뉴를 만들어내기 위해 끝없는 노력을 기울였다.

하지만 언제부터인가 올바른 식생활과 제대로 된 영양의 중요성을 깨닫게 되면서 나는 더 이상 날렵한 칼솜씨를 자랑하지 않게 되었다. 또한 더 이상 새롭고 근사한 요리법을 찾아 헤매지도 않게 되었다. 올바른 식생활에 대한 고민 없이 요리만 잘하는 것은 오히려 아이들의 건강을 망칠 수도 있다는 두려움이

나를 엄습했기 때문이다.

먹을거리에 대해 새롭게 인식하고 생각과 행동이 달라지는 것은 많은 과정과 시간을 필요로 하는 일이다. 현재 식생활에 변화를 가져온다는 것은 가히 혁명적인 일에 가까울 정도로 그리 쉬운 일이 아니다. 잘못된 식생활에 대해 인식하고 올바른 식생활을 실천하는 것은 지금껏 살아온 자신의 생활방식과 사고방식을 부인하고 반성하는 아픈 과정이 되기도 한다.

그런데 아직까지도 많은 사람들이 올바른 식생활에 대한 인식이나 절박함이 부족해 자신의 식생활을 변화시키려는 생각을 하지 못하고 있다. 설사 식생활의 중요성을 인식했다 하더라도 현실적인 여러 조건과 제약으로 실천하고 있지 못하는 형편이다.

올바른 식생활에 대해 인식할수록 음식을 준비하는 일에 남다른 노력과 열정을 기울일 필요가 있다. 올바른 식생활을 알기 전에는 그것이 맛있는 음식을 만들기 위한 것이었다면, 올바른 식생활을 안 이후에는 건강을 생각하는 음식을 만들기 위한 것이기 때문에 그런 노력은 배가되어야 한다.

그러기 위해서는 우선 잘못된 정보와 올바른 정보를 구별할 수 있는 힘을 길러야만 한다. 요즘은 인터넷을 통해 많은 정보를 접할 수 있다고 여기지만, 그 속에서 올바른 정보를 선별해 내기란 그리 쉽지 않은 일이다.

독일은 사회적으로 주부의 역할을 크게 강조하기로 유명한 나라이다. 아이들 사이에서는 "이 세상 밥은 누가 짓나? 빨래는 누가 하나? 아이는 누가 낳고 키우나? 남자가 아니야. 그건 여자야. 우리 엄마야"라는 동요가 불리고 있을 정도이다. 그만큼 독일에서는 주부를 가사노동을 위해 자신을 희생해야 하는 피동적인 모습이 아니라, 한 가정을 꾸려나가는 삶의 주체로서 그 역할을 크게 평가하고 있다.

우리에게도 이런 모습이 필요한 때가 아닐까 싶다. 우리 사회에서 주부의 삶은 결혼 전부터 비현실적으로 조작되고 강요된 측면이 있다. 서로 다른 사람들이 만나 이루어내는 결혼생활에서 발생하는 모든 문제들에 대해 여성들은 침묵과 희생과 양보로 단련되어야만 살 수 있다고 은연중에 세뇌당해오지는 않았는지……. 그래서 결혼을 한 여성의 삶은 가족이라는 테두리 안에서 발생하는 모든 일들에 대해 주체적으로 만족하기보다는 희생하는 모습을 보이게 된다. 그러니 가족을 위해 밥상을 차리는 것 또한 즐겁기보다는 자신을 희생하는 귀찮은 일이거나 기쁘지 않은 일이 될 수밖에 없었다.

주부들 가운데에는 밥상을 준비하는 일을 소홀히 하거나 밥상을 차리는 일 자체가 엄청난 스트레스로 다가오는 경우도 많다. 하지만 이제 이런 인식을 전환할 필요가 있다. 사회의 기본 단위를 이루는 가정을 이끌고 나가는 것은 그 누구도 아닌 바로 주부이다. 내 가족은 내가 이끌고 있는 가정을 통해서 올바른 몸과 마음을 키워나갈 수 있다는 점을 이해한다면 주부의 역할이 얼마나 중요한지 더 크게 다가올 것이다. 이런 주부야말로 가정의 관리사라고 할 수 있지 않을까?

이제 가족을 위해 희생하기만 하는 삶이 아니라 당당하게 한 가정을 이끌고 나가는 주부의 삶을 살고자 한다면 무엇보다 먼저 현재의 밥상을 돌아보는 일부터 시작해야 한다. 가정에서 가족의 올바른 몸과 마음을 키울 수 있는 근간은 바로 밥상이기 때문이다.

또한 가족들 개인의 상태를 파악하고, 식품에 대한 올바른 정보를 통해 건강한 먹을거리를 밥상에 올리는 일은 새로운 세상을 창조하는 일이라고도 할 수 있다. 그간의 잘못된 식생활을 바로잡아 올바른 식생활로 바꿔나가는 과정에서 아이들의 몸과 마음은 확연히 변한다. 따라서 밥상을 차리는 일은 아이와 가족 모두의 인생이 달린 문제라 할 수 있다. 밥은 단순한 먹을거리가 아니다. 밥은 마음이고 사랑이고 생명이다. 밥을 나눈다는 것은 마음과 사랑과 생명을 함께 나누는 것이다.

나 역시 두 아이의 엄마로서 이 땅의 모든 아이들이 잘못된 식품에 오염되지 않고, 건강한 먹을거리를 통해 몸과 마음이 항상 건강하기를 바란다. 이 땅의 모든 엄마들이 이처럼 생명을 살리는 생명의 밥상을 차릴 때 우리 아이들은 정성과 사랑이 가득 담긴 밥상에서 생명의 소중함을 깨닫게 될 것이다.

부 록

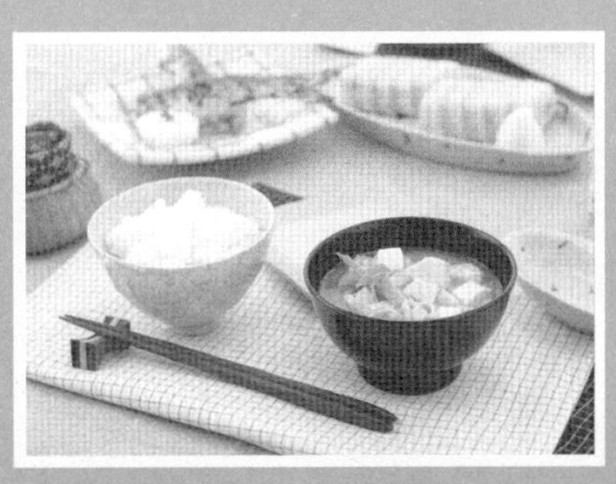

밥상을 바꾸자 몸이 이렇게 바뀌었어요!

외식을 할 때는 이렇게 하자

감쪽같이 사라진 변비

2년 전 김수현 선생님의 책을 읽고 처음으로 평소 자신이 먹고 있는 음식에 대해 점검해보게 되었다. 시골에서 자란 나는 하루 세 끼를 꼭꼭 챙겨먹었지만 고등학교 졸업 이후 도시생활을 하게 되면서 패스트푸드를 즐겨 먹게 되고, 아침마저도 거르게 되었다. 거기에 사회생활을 하며 회식을 하게 되면서 고기를 자주 먹게 되었는데 그러다가 그만 변비가 생기고 말았다.

처음 변비가 생긴 이후 10여 년을 매일 아침마다 변비와 씨름하며 고통스런 시간을 보낼 수밖에 없었다. 그러다 《밥상을 다시 차리자》를 접한 후 '밥'의 중요성을 다시금 깨닫게 되어 과감하게 현미 100%로 밥을 지어먹기 시작했다. 그런데 신기하게도 그렇게 3개월 정도를 현미밥을 먹고 나자 변비가 감쪽같이 사라지는 것이었다. 10여 년을 고생하며 갖은 방법을 써봐도 낫지 않던 변비가 밥 하나만을 바꿨을 뿐인데 단 3개월만에 나은 것이다.

그렇게 몸이 정화되는 것과 동시에 현미밥을 꾸준히 먹으면서 나는 마음까지도 정화되고 있음을 느낀다. 현미밥을 먹기 전엔 단지 밥은 한 끼 때우면 그만이라는 생각을 했었다. 먹는 것에 대해 일일이 따지며 챙기는 사람을 보면 '저 사람은 먹기 위해 사냐' 하는 생각까지도 하곤 했다. 하지만 이제는 밥이, 그리고 우리가 매일 먹는 먹을거리가 얼마나 소중하고 귀중한 것인지 뼈저리게 느끼고 있다.

예전에는 남편과 아이들에게 아무생각 없이 밥을 해줬지만 이제는 그럴 일이 없다. 정성과 사랑을 담은 음식이 얼마나 아이들을 건강하게 만드는지 알기에, 그리고 자연에 가까운 음식이 우리 몸에 얼마나 좋은지 알기에 우리집 밥상에는 앞으로도 계속해서 현미밥이 자리잡고 있을 것이다.

– 유성원(수원시 팔달구 매탄2동)

심한 저혈당증에서 벗어나다

나는 어려서부터 편식이 아주 심했다. 단것을 아주 좋아했고, 콩은 끔찍하게 싫어했으며, 집에서는 흰쌀밥만 먹었다. 그런데 대학교에 가면서부터 편식도 모자라 인스턴트식품까지 매일 먹게 되었다. 대학을 졸업한 이후에도 이런 식습관은 이어져 밥은 하루에 한 끼도 먹을까말까 했고, 피자, 스파게티, 햄버거 같은 것만 즐겨 먹었다.

그런데 대학을 졸업하고 직장생활을 시작하고 나서 2년쯤 되었을 때 병원에 가봐야겠다는 생각이 들 정도로 몸이 많이 나빠졌다. 오후가 되면 너무너무 피곤하고 몸이 축 처져서 아무것도 할 수 없는 상태가 된 것이다. 퇴근해서 집에 와도 1시간 정도 먼저 자지 않으면 저녁밥을 먹을 힘도 없을 정도였다. 병원에도 가 봤지만 별다른 문제가 없다는 것이었다. 주변에선 운동을 하라고 했지만, 사실 내겐 운동할 힘조차도 없었다.

그런 증상이 계속되는 가운데 결혼을 하고 아기도 낳았다. 그러다 아이에게 아토피가 생기기 시작하면서 아토피 치료에 관한 책을 찾아 읽다가 식생활에 관한 책까지 읽게 되었다. 그때 《밥상을 다시 차리자》를 만나게 되었다. 그리고 이 한 권의 책이 식생활에 대한 나의 생각을 180도 바꾸어놓았다. 또한 항상 피곤에 절어 있던 나의 증상이 저혈당증에서 비롯된 것이라는 점도 이 책을 통해 알게 되었다.

이후 아이의 아토피를 낫게 하기 위해서, 그리고 내 저혈당증을 치료하기 위해서 현미잡곡밥을 먹기 시작했다. 현재 2년 정도 현미잡곡밥을 먹고 있는데 몸이 몰라보게 좋아진 것을 느낀다. 우선 무엇보다 예전같은 극심한 피로에서 벗어나게 되었다. 요즘은 퇴근 후 집에 와도 밤 12시까지 청소하고 빨래할 체력이 남아 있다. 감기에도 잘 걸리지 않고, 허기를 느낄 때 예전같은 손떨림이나 다리떨림, 신경질 같은 저혈당증세도 나타나지 않는다.

그러면서 자연히 20년 넘은 편식습관도 사라지게 되었다. 지금 두 돌 넘은 아이가 예전의 나처럼 밥에 섞인 콩을 골라내고 있지만 앞으로 계속해서 건강한 식생활을 유지한다면 우리 아이도 머지않아 콩을 맛있게 먹을 수 있으리라 믿는다.

― 정혜선(광주시 동구 지산2동)

식생활을 바꾸니 인생도 즐겁다

편리하고 간단한 식사는 사람을 참 게으르게 만든다. 밥상을 바꾸면서 그 사실을 더 뼈저리게 느낀다. 잡곡밥을 지어 먹으려면 우선 물에 불려야 한다. 전자레인지에 2~3분만 돌리면 먹을 수 있는 밥까지 시중에서 판매하고 있는 요즘이고 보면 잡곡을 물에 불려서 밥을 한다는 것은 정말이지 한참은 귀찮은 일이다.

하지만 다소 귀찮아 보이는 잡곡밥을 먹고부터 내 생활은 완전히 달라졌다. 우선 잡곡밥을 먹으니 자연히 채식을 하게 되었다. 또 예전에는 설거지거리를 잔뜩 쌓아두곤 했는데, 이제는 먹고 나면 바로바로 씻어버린다. 전에는 대형 할인점에 가서 음식을 많이 사다 놓았지만 이제는 재래시장에 가서 조금씩 먹을 만큼만 사다 먹는다.

내가 사는 이곳엔 5일장이 서는데 장날을 기다리는 재미가 쏠쏠하다. 좌판을 벌린 아줌마들과 이야기를 나누며 나물을 더 맛있게 무쳐 먹는 법도 배우고 그동안 알지 못했던 나물들이 많다는 것을 배우는 재미도 있다.

어떤 땐 내가 너무 먹을 거에 신경을 쓰는 것은 아닌가 하는 생각이 들기도 한다. 이러다 평생 먹다 죽는 것은 아닌가 하는 생각이 드는 것이다. 하지만 사실 따지고 보면 우리는 평생 먹다 죽는다. 《밥상을 다시 차리자》를 읽고 식생활을 바꾸고 나서는 생활 자체가 아주 단순해졌다. 그러면서 예전처럼 쓸데없이 욕심을 부리지 않는 내 모습을 발견하게 된다. 일상의 작은 것 하나에도 감사하고 기쁨을 찾아가는 지금의 내가 정말 좋다.

– 손영숙(창원시 대원동)

1 외식을 자주 하는 경우라면 '밥'을 선택한다

대부분의 사람들은 외식을 하게 되면 평소 집에서 먹지 못하거나 요리할 수 없는 것을 찾게 된다. 어쩌다 한 번 하는 외식이라면 그래도 괜찮겠지만, 외식을 자주 하거나 하루 중 점심이나 저녁 한 끼를 밖에서 해결해야 하는 경우라면 밥 위주의 식단을 선택하는 것이 좋다. 빵이나 국수, 햄버거, 피자, 분식에는 보이지 않는 설탕과 소금, 화학첨가물들이 많이 들어가 있다. 뿐만 아니라 지방 섭취도 늘어나게 되고 알레르기를 유발하는 물질에도 쉽게 노출되게 된다.

또한 분식 위주의 식사가 한두 번에 그치는 것이 아니라 습관이 되어버리면 건강상의 문제를 일으키게 된다. 외식을 할 때도 밥을 먹어야만 하는 이유는, 밥을 든든하게 먹어야 다른 음식에 대한 욕구가 생기지 않아 간식을 줄이거나 아예 안 먹을 수 있기 때문이다. 그리고 그래야만 위에도 휴식을 줄 수 있고 체중조절도 쉽게 할 수 있다.

2 고깃집에 가더라도 고기는 반드시 밥과 함께 먹는다

한 마디로 고기를 다 먹은 후에 밥을 먹는 것은 건강을 잃는 지름길이라 할 수 있다. 고기 먼저 먹는 것은 밥의 중요성을 무시하는 처사이다. 고깃집에 가더라도 고기는 밥과 함께 반찬 정도로만 먹도록 하자. 단지 상추나 깻잎 몇 장 먹으면서 육류의 피해에서 벗어날 수 있다고 생각하는 것은 오산이다. 보다 중요한 것은 고기 먹는 횟수와 양을 줄이는 것이다.

3 탕이나 국물 섭취는 되도록 피한다

탕이나 찌개, 국류는 지방과 염분 함량이 높다. 특히 음식점의 국물요리에는 화학조미료를 많이 사용하는데, 이것은 화학물질의 피해뿐만 아니라 소화액을 희석시켜 소화기능과 흡수기능을 떨어뜨리는 역할을 한다. 따라서 밖에서 밥을 먹을 때 국물요리를 먹는 경우라면 숟가락으로 떠먹는 정도에서 그치고, 국물에 밥을 말아서 먹거나 국물이 맛있다고 밥을 두 그릇씩 먹는 행동은 피하는 것이 좋다. 또 국물요리라 해도 고기, 소시지, 햄을 사용한 찌개나 국은 되도록 삼가는 것이 좋다.

4 가급적 기름을 덜 사용한 음식을 선택한다

외식을 할 때 집에서보다 더 많이 섭취하게 되는 것이 바로 튀긴 음식과 기름을 사용한 음식들이다. 아무리 식물성 기름을 사용했다고 해도 마가린을 사용한 음식은 버터를 사용한 음식보다 더 나쁘다. 또한 음식점에서는 기름을 사용한 음식을 오래 놔두고 판매하기 때문에 산패될 위험이 더 크다. 따라서 신선한 기름으로 막 요리해서 나온 것이 아니면 많이 먹지 않는 것이 좋다. 변질된 식물성 기름을 섭취하는 것은 육류의 포화지방을 섭취하는 것보다 더 나쁘다.

5 화학조미료 맛에서 벗어나도록 한다

사람들이 밖에서 사 먹는 음식 중 맛있다고 하는 음식을 보면 대부분 화학조미료와 소금, 설탕 등을 많이 사용한 음식이거나 기름진 음식이다. 하지만 늘상 외식을 하면서 그런 화학조미료를 많이 섭취하게 되면 몸에 안 좋은 영향을 미치게 된다. 느끼하기보다는 담백하고, 조미료의 맛이 아니라 재료 자체의 맛을 보다 잘 느낄 수 있는 음식을 찾아 먹도록 노력해야 한다.

《밥상을 다시 차리자 ❶》에서 못다한 이야기들이
《밥상을 다시 차리자 ❷》에 계속됩니다.

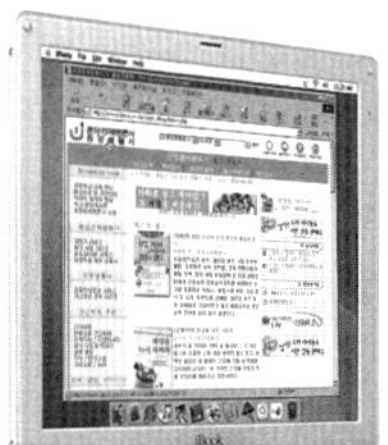

중앙생활사
중앙경제평론사

Joongang Life Publishing Co./Joongang Economy Publishing Co.

중앙생활사는 건강한 생활, 행복한 삶을 일군다는 신념 아래 설립된 건강 · 실용서 전문 출판사로서 치열한 생존경쟁에 심신이 지친 현대인에게 건강과 생활의 지혜를 주는 책을 발간하고 있습니다.

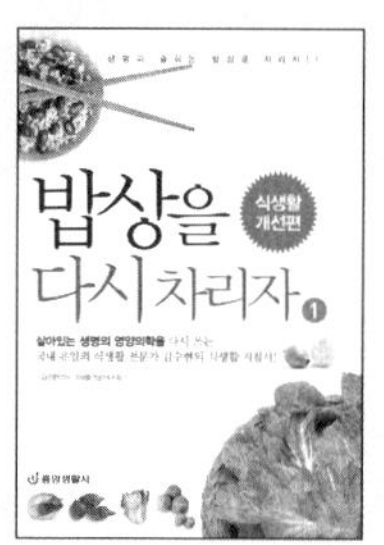

밥상을 다시 차리자 ❶ 〈식생활 개선편〉

초판 1쇄 발행 | 2006년 11월 30일
초판 6쇄 발행 | 2011년 6월 15일
개정초판 1쇄 발행 | 2014년 2월 27일
개정초판 2쇄 발행 | 2014년 12월 15일

지은이 | 김수현(Suhyeon Kim)
펴낸이 | 최점옥(Jeomog Choi)
펴낸곳 | 중앙생활사(Joongang Life Publishing Co.)

대 표 | 김용주
편 집 | 한옥수
기 획 | 이종무
디자인 | 조경미
마케팅 | 최기원
인터넷 | 김회승

출력 | 영신사   종이 | 한솔PNS   인쇄 · 제본 | 영신사

잘못된 책은 구입한 서점에서 교환해드립니다.
가격은 표지 뒷면에 있습니다.

ISBN 978-89-6141-118-9(14510)
ISBN 978-89-6141-120-2(전2권)

등록 | 1999년 1월 16일 제2-2730호
주소 | ㉾ 100-826 서울시 중구 다산로20길 5(신당4동 340-128) 중앙빌딩
전화 | (02)2253-4463(代) 팩스 | (02)2253-7988
홈페이지 | www.japub.co.kr   블로그 | http://blog.naver.com/japub   이메일 | japub@naver.com
♣ 중앙생활사는 중앙경제평론사 · 중앙에듀북스와 자매회사입니다.

▶홈페이지에서 구입하시면 많은 혜택이 있습니다.

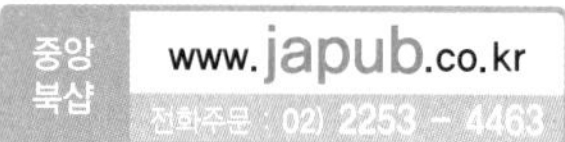

※ 이 도서의 국립중앙도서관 출판시도서목록(CIP)은 서지정보유통지원시스템 홈페이지(http://seoji.nl.go.kr)와
국가자료공동목록시스템(http://www.nl.go.kr/kolisnet)에서 이용하실 수 있습니다.(CIP제어번호: CIP2013022431)